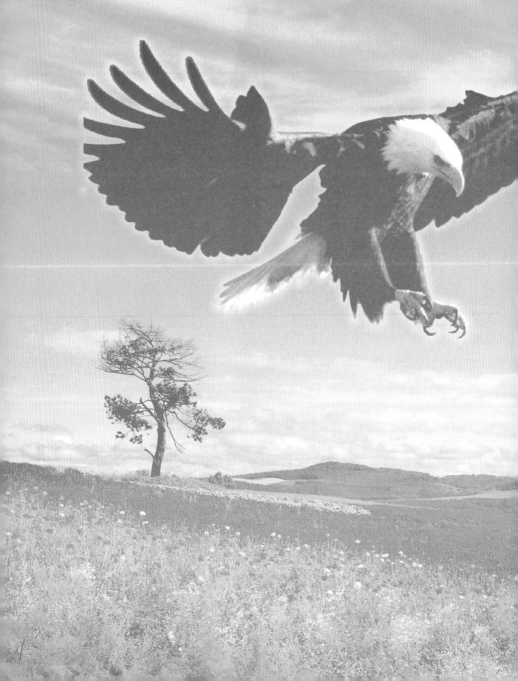

大展好書　好書大展
品嘗好書　冠群可期

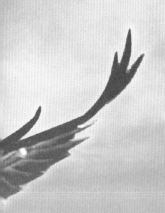

大展好書　好書大展

品嘗好書．冠群可期

中醫保健站：73

中草藥
辨識圖譜與應用

附 VCD

謝　明　翟延君　主編

大展出版社有限公司

前言

　　中草藥的應用歷史悠久，歷代醫家和勞動人民一起積累了豐富的臨床經驗。特別是當今，人們更加提倡使用無毒副作用的中草藥。因此，加大對中草藥的開發應用，既是對傳統文化的繼承發展，也是對人類的醫療保健事業做出新的貢獻。然而，作爲一種天然藥物，由於我國幅員遼闊，地方藥材、引種藥材較多，如何準確識別中草藥是其推廣應用的前提。爲使廣大從事相關專業的讀者快速掌握辨識中草藥的方法，我們組織有關專家，編寫了《中草藥辨識圖譜與應用》。

　　本書作者在浩如煙海的中草藥資源中選取了200多種常用的中草藥，按藥材功效分類，介紹瞭解表藥、清熱藥、瀉下藥、祛風濕藥、化濕藥、利水藥、溫理藥、理氣藥、消食藥、驅蟲藥、止血藥、活血化瘀藥、化痰止咳平喘藥、安神藥、平肝息風藥、開竅藥、補虛藥、收澀藥等21類中草藥及原植物。

　　對每種中草藥的別名、來源、性狀鑒別、性味歸經、功能主治、用量用法、藥理作用、有效驗方等進行了詳細的介紹。配有原植物圖和藥材飲片圖，重點突出識別，所選驗方多是組成簡單、經長期臨床應用療效確切的方劑，實用性很強。配有光碟，因受篇幅所限，將更多的中草藥辨識內容放在光碟中。

本書可供中藥學、植物學、生物學等學科相關研究人員使用，也可供大專院校學生、中草藥愛好者學習參考。

編著者

目　　錄

第三章　瀉下藥 ··· 73

第四章　祛風濕藥 ··· 81

中草藥辨識圖譜與應用

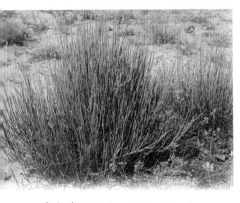

草麻黃 *Ephedra sinica* Stapf

麻黃

【別名】龍沙、卑相、卑鹽。

【來源】麻黃科植物草麻黃 *Ephedra sinica* Stapf、中麻黃 *Ephedra intermedia* Schrenk et C. A. Mey. 或木賊麻黃 *Ephedra equisetina* Bge. 的乾燥草質莖。秋季採割綠色的草質莖，曬乾。

【性狀鑑別】

草麻黃：呈細長圓柱形，少分枝，直徑1～2mm，有的帶少量棕色木質莖。表面淡綠色至黃綠色，有細縱脊線，觸之微有粗糙感。節明顯，節間長2～6cm。節上有膜質鱗葉，長3～4mm；裂片2（稀3），銳三角形，先端灰白色，反曲，基部聯合成筒狀，紅棕色。體輕，質脆，易折斷，斷面略呈纖維性邊綠黃色，髓部紅棕色，近圓形。氣微香，味澀、微苦。

中麻黃：多分枝，直徑1.5～3 mm。有粗糙感。節間長2～6mm，膜質鱗葉長2～3mm；裂片3（稀2），先端銳尖，斷面髓部呈三角狀圓形。

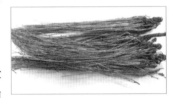

木賊麻黃：較多分枝，直徑1～1.5mm，無粗糙感。節間長1.5～3cm。膜質鱗葉長1～2mm；裂片2（稀3），上部為短三角形，灰白色，先端多不反曲，基部棕紅色至棕黑色。

均以乾燥、莖粗、淡綠色、內心充實、味苦澀者為佳。

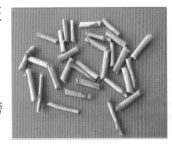

【性味歸經】辛、微苦，溫。歸肺、膀胱經。

【功能主治】發汗散寒，宣肺平喘，利水消腫。用於風寒感冒，胸悶喘咳，風水浮腫。蜜麻黃潤肺止咳，多用於表證已解，氣喘咳嗽。

【用法用量】煎服，2～10g。

【藥理作用】解熱發汗，平喘抗炎，降壓，收縮血管，利尿，興奮中樞。

【有效驗方】①**頭痛發熱，惡風無汗而喘**：麻黃10g，桂枝10g，甘草10g，杏仁10個。水煎服，每日1劑，分2次服。②**渾身疼痛，發熱、寒濕**：麻黃25g，甘草50g，薏苡仁25g，杏仁10個。水煎服，每日1次，分3次服。

桂 枝

【別名】柳桂、玉樹。

【來源】樟科植物肉桂 *Cinnamomum cassia* Presl 的乾燥嫩枝。春、夏採收，除去葉，曬乾，或切片曬乾。

【性狀鑑別】本品呈長圓柱形，多分枝，長30～75cm，粗端直徑0.3～1cm。表面紅棕色至棕色，有縱棱線、細皺紋及小疙瘩狀的葉痕、枝痕和牙痕，皮孔點狀。質硬而脆，易折斷。切片厚2～4mm，切面皮部紅棕色，木部黃白色至淺黃棕色，髓部略呈方形。有特異香氣，味

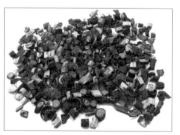

甜、微辛，皮部味較濃。以不破碎、體重、外皮細、肉厚、斷面色紫、油性大、香氣濃厚、味甜辣、嚼之渣少者為佳。

【用法用量】煎服，3～10g。

【藥理作用】解熱降溫，鎮痛，鎮靜，抗病原微生物，擴張血管，抗炎。

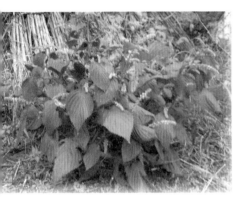

紫蘇葉

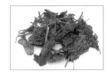

【別名】蘇葉。

【來源】唇形科植物紫蘇 *Perilla frutescens*（L.）Britt.的乾燥葉（或帶嫩枝）。夏季枝葉茂盛時採收，除去雜質，曬乾。

【性狀鑑別】本品葉片多皺縮捲曲、破碎，完整者展平後呈卵圓形，長 4～11cm，寬 2.5～9cm。先端長尖或急尖，基部圓形或寬楔形，邊緣具圓鋸齒。兩面紫色或上表面綠色，下表面紫色，疏生灰白色毛，下表面有多數凹點狀的腺鱗。葉柄長 2～7cm，紫色或紫綠色。質脆。帶嫩枝者，枝的直徑 2～5mm，紫綠色，斷面中部有髓。氣清香，味微辛。以葉大、色紫、不碎、香氣濃、無枝梗者為佳。

【用法用量】煎服，5～10 g，不宜久煎。

【藥理作用】抑制神經反射及傳導，中樞鎮靜，解熱，止咳平喘，增強胃腸蠕動，升血糖。

防風

【別名】關防風、口防風、青防風、風肉。

【來源】傘形科植物防風 *Saposhnikovia divaricata*（Turcz.）Schischk. 的乾燥根。

【性狀鑑別】本品呈長圓錐形或長圓柱形，下部漸細，有的略彎曲，長 15～30cm，直徑 0.5～2cm。表面灰棕色，粗糙，有縱皺紋、多數橫長皮孔及點

狀突起的細根痕。根頭部有明顯密集的環紋，有的環紋上殘存棕褐色毛狀葉基。體輕，質鬆，易折斷，斷面不平坦，皮部淺棕色，有裂隙，散生黃棕色油點，木部淺黃色。氣特異，味微甘。以條粗壯、斷面皮部色淺棕、木部色淺黃者為佳。

【用法用量】**內服**：5～10g，煎湯或入丸、散。**外用**：適量，煎水薰洗。一般生用，止瀉炒用，止血炒炭用。

【藥理作用】解熱，鎮痛，降低血液黏度，抗炎免疫，抗菌。

荆　芥

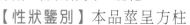

【別名】線芥，四棱杆蒿。

【來源】唇形科植物荆芥 *Schizonepeta tenuifolia* Briq. 的乾燥地上部分。夏、秋季花開到頂、穗綠時採割，除去雜質，曬乾。

【性狀鑑別】本品莖呈方柱形，上部有分枝，長50～80cm，直徑0.2～0.4cm；表面淡黃綠色或淡紫紅色，被短柔毛；體輕，質脆，斷面類白色。葉對生，多已脫落，葉片3～5羽狀分裂，裂片細長。穗狀輪傘花序頂生，長2～9cm，直徑約0.7cm。花冠多脫落，宿萼鐘狀，先端5齒裂，淡棕色或黃綠色，被短柔毛；小堅果棕黑色。氣芳

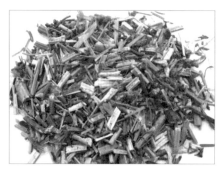

香，味微澀而辛涼。以色淡黃綠、穗長而密、香氣濃者為佳。

【用法用量】煎服，5～10 g，不宜久煎。

【藥理作用】解熱降溫，鎮靜鎮痛，抗炎，抗過敏，止血，解痙平喘祛痰，抗氧化。

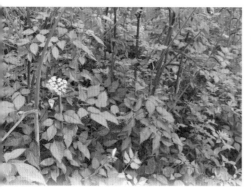

羌活 *Notopterygium incisum*
Ting ex H. T. Chang

羌　活

【別名】蠶羌、羌青。

【來源】傘形植物羌活 *Notopterygium incisum* Ting ex H. T. Chang 或寬葉羌活 *Notopterygium franchetii* H.de Boiss.的乾燥根莖及根。春、秋二季採挖，除去鬚根及泥沙，曬乾。

【性狀鑑別】

羌活：為圓柱狀略彎曲的根莖，長4～13cm，直徑0.6～2.5cm，頂端具莖痕。表面棕褐色至黑褐色，外皮脫落處呈黃色。節間縮短，呈緊密隆起的環狀，形似蠶，習稱「蠶羌」；節間延長，形如竹節狀，習稱「竹節羌」。體輕，質脆，易折斷，斷面不平整，有多數裂隙，皮部黃棕色至暗棕色，油潤，有棕色油點，木部黃白色，射線明顯，髓部黃色至棕色。氣香，味微苦而辛。

寬葉羌活：為根莖及根。根莖類圓柱形，頂端具莖及葉鞘殘基，根類圓錐形，有縱皺紋及皮孔；表面棕褐色，近根莖處有較密的環紋，長8～15cm，直徑1～3cm，習稱「條羌」。有的根莖粗大，不規則結節狀，頂部具數個莖基，根較細，習稱「大頭羌」。質鬆脆，易折斷，斷面略平坦，皮部淺棕色，木部黃白色。氣味較淡。

以上均以條粗壯、有隆起曲折環紋、斷面質緊密、朱砂點多、香氣濃鬱者為佳。

【性味歸經】辛、苦，溫。歸膀胱、腎經。

【功能主治】散寒，祛風，除濕，止痛。用於風寒感冒頭痛，風濕痹痛，肩背酸痛。

【用法用量】煎服，3～9g。脾胃虛弱者不宜服，陰虛、血虛者慎服。

【藥理作用】解熱鎮痛，抗炎抗過敏，抗心律失常、心肌缺血，抗菌，抗癲癇。

【有效驗方】①**感冒發熱，扁桃體炎**：羌活 1.2～1.5g，板藍根、蒲公英各 30g。水煎服，每日 1 劑，分 2 次服。②**寒氣襲腦，腦痛連齒，手足厥冷**：羌活 3g，附子、乾薑各 1.5g，炙甘草 2.4g。水煎服。

【別名】祁白芷、禹白芷、香大活、大活、走馬芹、會白芷。

【來源】傘形科植物白芷 *Angelica dahurica*（Fisch. ex Hoffm）Benth. et Hook. F 或杭白芷 *Angelica dahurica*（Fisch. ex Hoffm）Benth. et Hook. f. var. formosana（Boiss.）

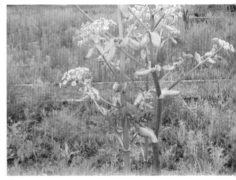

白芷 *Angelica dahurica*（Fisch.ex Hoffm）Benth.et Hook.F

Shan et Yuan 的乾燥根。夏、秋間葉黃時採挖，除去鬚根及泥沙，曬乾或低溫乾燥。

【性狀鑑別】本品呈長圓錐形，長 10～25cm，直徑 1.5～

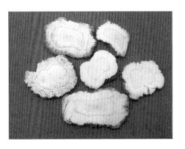

2.5cm。表面灰棕色或黃棕色，根頭部鈍四棱形或近圓形，具縱皺紋、支根痕及皮孔樣的橫向突起，有的排列成四縱行。頂端有凹陷的莖痕。質堅實，斷面白色或灰白色，粉性，形成層環棕色，近方形或近圓形，皮部散有多數棕色油點。氣芳香，

味辛、微苦。以條粗壯、體重、粉性足、香氣濃鬱者為佳。

【性味歸經】辛，溫。歸胃、大腸、肺經。

【功能主治】散風除濕，通竅止痛，消腫排膿。用於感冒頭痛，眉棱骨痛，鼻塞，鼻淵，牙痛，白帶，瘡瘍腫痛。

【用法用量】煎服，3～9g。外用適量。陰虛血熱者忌服。

【藥理作用】鎮痛解熱抗炎，皮膚光敏作用，抗菌作用，對冠狀血管有擴張作用。

【有效驗方】①頭痛及目睛痛：白芷12g，生烏頭3g。為末，沖服。②腸炎：香白芷適量。為細末，米飲調下。③風寒頭痛：白芷12g，水煎服，每日2次口服。

【別名】香菜、香茸、蜜蜂草。

【來源】唇形科植物石香薷 *Mosla chinensis* Maxim. 或江香薷 *Mosla chinensis* 'Jiangxiangru' 的乾燥地上部分。前者習稱「青香薷」，後者習稱「江香薷」。夏季莖葉茂盛、花盛時擇晴天採割，除去雜質，陰乾。

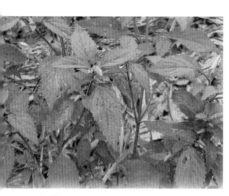

石香薷 *Mosla chinensis* Maxim.

【性狀鑒別】

青香薷：長30～50cm，基部紫紅色，上部黃綠色或淡黃色，全體密被白色茸毛。莖方柱形，基部類圓形，直徑1～2mm，節明顯，節間長4～7cm；質脆，易折斷。葉對生，多皺縮或脫落，葉片展平後呈長卵形或披針形，暗綠色或黃綠色，邊緣有3～5疏淺鋸齒。穗狀花序頂生及腋生，苞片圓卵形或圓倒卵形，脫落或殘存；花萼宿存，鐘狀，淡紫色或灰綠色，先端5裂，密被茸毛。小堅果4，直徑0.7～1.1mm，近圓球形，

具網紋。氣清香而濃，味微辛而涼。

江香薷：長55～66cm。表面黃綠色，質較柔軟。邊緣有5～9疏淺鋸齒。果實直徑0.9～1.4mm，表面具疏網紋。

以質嫩、莖淡紫色、葉綠色、花穗多、香氣濃烈者為佳。

【性味歸經】辛，微溫。歸肺、胃經。

【功能主治】發汗解表，化濕和中。用於暑濕感冒，惡寒發熱，頭痛無汗，腹痛吐瀉，水腫，小便不利。

【用法用量】煎服，3～10g。利水消腫須濃煎。本品辛溫發汗力較強，表虛有汗及陽暑證應忌用。

【藥理作用】抗病原微生物，增強免疫功能，其他藥理作用包括解痙，海州香薷對血管緊張素受體有抑制作用，石香薷油有止咳祛痰及利尿作用，香薷油有鎮痛、鎮靜作用。

【有效驗方】①**胃脹，食積**：香薷60g，甘草15g，白扁豆、厚朴、茯神各30g。為細末。②**嘔吐腹瀉，四肢疼痛**：香薷60g，甘草15g，蓼子30g。

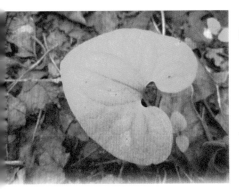

北細辛
Asarum heterotropoides Fr. Schmidt var. *mandshuricum*（Maxim.）Kitag.

【別名】小辛、少辛、細草。

【來源】馬兜鈴科植物北細辛 *Asarum heterotropoides* Fr. Schmidt var. *mandshuricum*（Maxim.）Kitag.、漢城細辛 *Asarum sieboldii* Miq. var. *seoulense* Nakai 或華細辛 *Asarum sieboldii* Miq.的根及根莖。前兩種習稱「遼細辛」。夏季果熟期或初秋採挖，除去地上部分和泥沙，陰乾。

【性狀鑑別】

北細辛：常捲曲成團。根莖呈不規則圓柱狀，具短分枝，

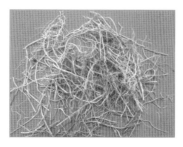

長1～10 cm，直徑0.2～0.4cm；表面灰棕色，粗糙，有環形的節，節間長0.2～0.3cm，分枝頂端有碗狀的莖痕。根細長，密生節上，長10～20cm，直徑0.1cm；表面灰黃色，平滑或具縱皺紋，有鬚根及鬚根痕；質脆，易折斷，斷面平坦，黃白色或白色，氣辛香，味辛辣、麻舌。

漢城細辛：根莖直徑0.1～0.5 cm，節間長0.1～1cm。

華細辛：根莖長5～20cm，直徑0.1～0.2cm，節間長0.2～1cm。氣味較弱。

均以根灰黃、乾燥、味辛辣而麻舌者為佳。

【性味歸經】辛，溫。歸心、肺、腎經。

【功能主治】祛風散寒，通竅止痛，溫肺化飲。用於風寒感冒，頭痛，牙痛，鼻塞鼻淵，風濕痹痛，痰飲喘咳。

【用法用量】煎服，1～3g。外用適量。陰虛陰亢頭痛、肺燥傷陰乾咳忌用。反藜蘆。

【藥理作用】解熱鎮痛鎮靜，抗炎免疫，局部麻醉，抗菌。

【有效驗方】①**受寒頭痛**：細辛50g，川芎50g，附子25 g，麻黃0.3g。水煎服。②**傷寒表不解，心下有水氣，少腹滿**：麻黃、芍藥、細辛、乾薑、甘草、桂枝各150g，五味子半升，半夏半升。

蒼 耳 子

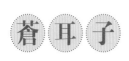
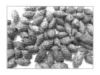
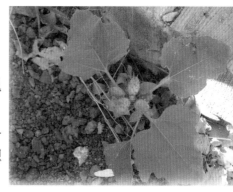

【別名】枲耳，蒺葜爾，刺兒棵。

【來源】菊科植物蒼耳 *Xanthium sibiricum* Patr. 的乾燥成熟帶總苞的果實。秋季果實成熟時採收，

乾燥，除去梗、葉等雜質，去刺，篩淨。

【性狀鑒別】本品呈紡錘形或卵圓形，長 1～1.5cm，直徑 0.4～0.7 cm。表面黃棕色或黃綠色，密被刺痕，頂端有 2 枚較粗的刺，分離或相連，基部有果梗痕。質硬而韌，橫切面中央有縱隔膜，2 室，各有 1 枚瘦果。瘦果略呈紡錘形，一面較平坦，頂端具 1 突起的花柱基，果皮薄，灰黑色，具縱紋。種皮膜質，淺灰色，子葉 2，有油性。氣微，味微苦。以粒大飽滿、色黃綠者為佳。

【性味歸經】辛、苦，溫；有毒。歸肺經。

【功能主治】散風寒，通鼻竅，祛風濕。用於風寒頭痛，鼻塞流涕，鼻衄，鼻淵，風疹瘙癢，濕痺拘攣。

【用法用量】煎服，3～10g。血虛頭痛不宜服用。過量服用易致中毒。

【藥理作用】抗炎鎮痛，鎮咳，抗菌，抗病毒。

【有效驗方】①**頭痛，眩暈**：蒼耳子仁 150g，天麻、白菊花各 15g。水煎服。②**婦人風瘙癮疹，身癢不止**：蒼耳花、葉、子各等分。搗細羅為末。③**鼻流濁涕不止**：辛夷 25g，蒼耳子 12g，香白芷 50g，薄荷葉 2.5g。水煎服。④**除風寒濕痺，四肢拘攣**：蒼耳子 150g。搗末，以水 1.5kg，煎取 700g，去滓。⑤**治目睛、耳鳴**：蒼耳子 0.5g。搗爛，以水 2kg，絞濾取汁，和粳米 25g 煮粥食之，或作散煎服。⑥**治疔瘡惡毒**：蒼耳子 25g。微炒為末，黃酒沖服；並用雞蛋清塗患處，疔根拔出。⑦**蕁麻疹**：蒼耳子 30g。加水煎湯，外洗，每天 1 劑，連洗搽 2～3 天。⑧**鼻竇炎**：蒼耳子 15～20 粒。將蒼耳子炒後，再將豆油 50g 沸騰無沫後放蒼耳子，至蒼耳子煎至黑色焦狀為止，再用紗布過濾。將過濾後的藥油浸泡紗布條（約 1cm×4cm）備用。紗條放置在雙下鼻甲上，隔 1 日或 1 日塗藥 1 次，也可用此藥油滴鼻，每日 1 次。

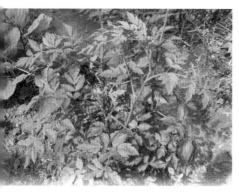

藁本 *Ligusticum sinense* Oliv.

 藁　本

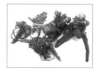

【別名】西芎、藁茇。

【來源】傘形科植物藁本 *Ligusticum sinense* Oliv. 或遼藁本 *Ligusticum jeholense* Nakai et Kitag. 的乾燥根莖及根。秋季莖葉枯萎或次春出苗時採挖，除去泥沙，曬乾或烘乾。

【性狀鑒別】

藁本：根莖呈不規則結節狀圓柱形，稍扭曲，有分枝，長3～10cm，直徑0.6～4.5cm。表面棕褐色或暗棕色，粗糙，有縱皺紋，上側殘留數個凹陷的圓形莖基，下側有多數點狀突起的根痕及殘根。體輕，質較硬，易折斷，斷面黃色或黃白色，纖維狀。氣濃香，味辛、苦、微麻。

遼藁本：較小，根莖呈不規則的團塊狀或柱狀，長1～3cm，直徑0.6～2cm。有多數細長彎曲的根。

均以身乾、整齊、香氣濃者為佳。

【性味歸經】辛，溫。歸膀胱經。

【功能主治】祛風，散寒，除濕，止痛。用於風寒感冒，巔頂疼痛，風濕肢節痹痛。

【用法用量】煎服，3～9g。血虛頭痛忌服。

【藥理作用】鎮痛，鎮靜和解熱，抗炎，抑制平滑肌，其他藥理作用包括對心血管作用，抗菌作用。

【有效驗方】①頭痛、巔頂痛：藁本、川芎、細辛、蔥頭各適量。水煎

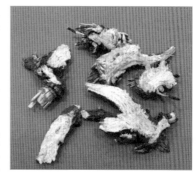

服。②**一切風偏正頭痛，遍身瘡癬**：川芎、細辛、白芷、甘草、藁本各等分。為末，沖服。

【別名】房木、木筆花。

【來源】木蘭科植物望春花 *Magnolia biondii* Pamp. 玉蘭 *Magnolia denudate* Desr. 或武當玉蘭 *Magnolia sprengeri* Pamp. 的乾燥花蕾。冬末春初花未開放時採收，除去枝梗，陰乾。

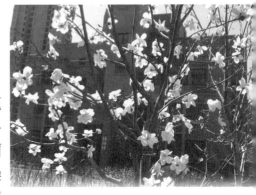

玉蘭 *Magnolia denudate* Desr.

【性狀鑑別】

望春花：呈長卵形，似毛筆頭，長1.2～2.5cm，直徑0.8～1.5cm。基部常具短梗，長約5mm，梗上有類白色點狀皮孔。苞片2～3層，每層2片，兩層苞片間有小鱗芽，苞片外表面密被灰白色或灰綠色茸毛，內表面類棕色，無毛。花被片9，棕色，外輪花被片3，條形，約為內兩輪長的1/4，呈萼片狀，內兩輪花被片6，每輪3，輪狀排列。雄蕊和雌蕊多數，螺旋狀排列。體輕，質脆。氣芳香，味辛涼而稍苦。

玉蘭：長1.5～3cm，直徑1～1.5cm。基部枝梗較粗壯，皮孔淺棕色。苞片外表面密被灰白色或灰綠色茸毛。花被片9，內外輪同型。

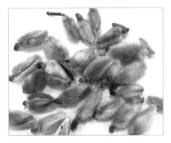

武當玉蘭：長2～4cm、直徑1～2cm。基部枝梗粗壯，皮孔紅棕色。苞片外表面密被淡黃色或淡黃綠色茸毛，有的最外層苞片茸毛已脫落而呈黑褐色。花被片10～12（15），內外輪無顯著差異。

均以花蕾未開、身乾、色綠，無枝梗

者為佳。

【性味歸經】辛，溫。歸肺、胃經。

【功能主治】散風寒，通鼻竅。用於風寒頭痛，鼻塞流涕，鼻鼽，鼻淵。

【用法用量】煎服，3～10g包煎；因本品有毛，刺激咽喉，內服時宜用紗布包煎。外用適量。陰虛火旺者忌服。

【藥理作用】治療過敏性鼻炎。

【有效驗方】①鼻淵：辛夷25g，蒼耳子12g，香白芷50g，薄荷葉2.5g。研細末，沖服。②頭眩欲嘔：辛夷50g，製半夏、膽星、天麻、乾薑、川芎各40g。為末，水泛為丸。③治鼻內窒塞不通，不得喘息：辛夷、芎藭各30g，細辛（去苗）22.5g，木通15g。上為細末。每用少許綿裹塞鼻中，濕則易之。五七日瘥。④治鼻塞不知香味：皂角、辛夷、石菖蒲各等分。為末。綿裹塞鼻中。⑤治齒牙作痛，或腫或牙齦浮爛：辛夷30g，蛇床子60g，青鹽15g。共為末摻之。⑥治頭痛連腦，雙目紅赤，如破如裂者：辛夷9g，川芎30g，細辛3g，當歸30g，蔓荊子6g。水煎服。

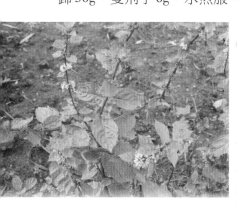

 薄 荷

【別名】蕃荷菜、升陽菜。

【來源】唇形科植物薄荷 *Mentha haplocalyx* Briq. 的乾燥地上部分。夏、秋二季莖葉茂盛或花開至三輪時，選晴天，分次採割，曬乾或陰乾。

【性狀鑒別】本品莖呈方柱形，有對生分枝，長15～40cm，直徑0.2～0.4cm；表面紫棕色或淡綠色，棱角處具茸毛，節間長2～5cm；質脆，斷面白色，髓部中空。葉對生，有

短柄；葉片皺縮捲曲，完整者展平後呈寬披針形、長橢圓形或卵形，長2～7cm，寬1～3cm，上表面深綠色，下表面灰綠色，稀被茸毛，有熬點狀腺鱗。輪傘花序腋生，花萼鐘狀，先端5齒裂，花冠淡紫色。以葉多、色綠深、氣味濃者為佳。

【用法用量】煎服，3～6g，後下。本品葉長於發汗，梗偏於理氣。

【藥理作用】抗病原微生物，局部作用，中樞作用，消化系統作用，生殖系統作用，其他藥理作用包括祛痰作用。

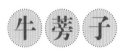

牛蒡子

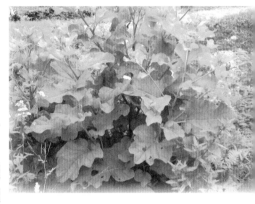

【別名】大力子、老鼠愁、牛菜、黑蘿蔔、牛子。

【來源】菊科植物牛蒡 *Arctium lappa* L. 的乾燥成熟果實。秋季果實成熟時採收果序，曬乾，打下果實，除去雜質，再曬乾。

【性狀鑑別】本品呈長倒卵形，略扁，微彎曲，長5～7mm，寬2～3mm。表面灰褐色，帶紫黑色斑點，有數條縱棱，通常中間1～2條較明顯。頂端鈍圓，稍寬，頂面有圓環，中間具點狀花柱殘跡；基部略窄，著生面色較淡。果皮較硬，子葉

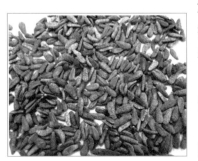

2，淡黃白色，富油性。氣微，味苦後微辛而稍麻舌。以粒大、飽滿、色灰褐者為佳。

【用法用量】煎服，6～12g。氣虛便溏者慎用。

【藥理作用】抗菌，擴張血管，抗腫瘤。

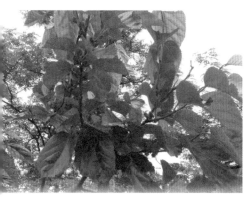

  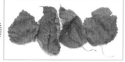

桑 葉

【別名】鐵扇子。

【來源】桑科植物桑 *Morus alba* L.的乾燥葉。初霜後採收，除去雜質，曬乾。

【性狀鑑別】本品多皺縮、破碎。完整者有柄，葉片展平後呈卵形或寬卵形，長8～15 cm，寬7～13 cm。先端漸尖，基部截形、圓形或心形，邊緣有鋸齒或鈍鋸齒，有的不規則分裂。上表面黃綠色或淺黃棕色，有的有小疣狀突起；小表面顏色稍淺，葉脈突出，小脈網狀，脈上被疏毛，脈基具簇毛。質脆，氣微，味淡、微苦澀。以葉片完整、大而厚、色黃綠、質脆、無雜質、一般經霜者為佳。

【用法用量】煎服，5～10g。外用煎水洗眼。

【藥理作用】抗菌，降低血糖。

葛 根

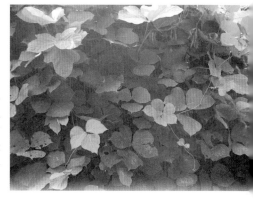

【別名】野葛、甘葛藤。

【來源】豆科植物野葛 *Pueraria lobata*（Willd.）Ohwi 的乾燥根。習稱野葛。秋、冬二季採挖，趁鮮切成厚片或小塊；乾燥。

【性狀鑑別】本品呈縱切的長方形厚片或小方塊，長5～35cm，厚0.5～1cm。外皮淡棕色，有縱皺紋，粗糙。切面黃白色，紋理不明顯。質韌，纖維性強。氣微，味微甜。以塊肥

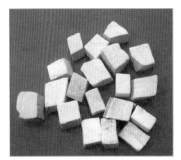

大、質堅實、色白、粉性足、纖維性少者為佳。

【用法用量】煎服，9～15g。退熱生津宜生用，升陽止瀉宜煨用。

【藥理作用】擴張冠狀血管和腦血管，抗心肌缺血，抗腦缺血，抗心律失常，降低血壓，降低血糖，調節血脂，解毒。

 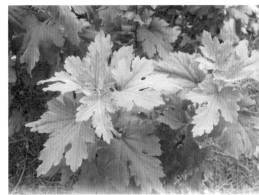

菊 花

【別名】金蕊、金精。

【來源】菊科植物菊 *Chrysanthemum morifolium* Ramat. 的乾燥頭狀花序。9—11月花盛開時分批採收，陰乾或焙乾，或薰、蒸後曬乾。藥材按產地和加工方法不同，分為「亳菊」、「滁菊」、「貢菊」、「杭菊」。

【性狀鑑別】

亳菊：呈倒圓錐形或圓筒形，有時稍壓扁呈扇形，直徑1.5～3cm，離散。總苞碟狀；總苞片3～4層，卵形或橢圓形，草質，黃綠色或褐綠色，外面被柔毛，邊緣膜質。花托半球形，無托片或托毛。舌狀花數層，雌性，位於外圍，類白色，徑直，上舉，縱向折縮，散生金黃色腺點；管狀花多數，兩性，位於中央，為舌狀花所隱藏，黃色，頂端5齒裂。瘦果不發育，無冠毛。體輕，質柔潤，乾時鬆脆。氣清香，味甘、微苦。

滁菊：呈不規則球形或扁球形，直徑1.5～2.5cm。舌狀花類白色，不規則扭曲，內捲，邊緣皺縮，有時可見淡褐色腺

點；管狀花大多數隱藏。

貢菊：呈扁球形或不規則球形，直徑 1.5～2.5cm。舌狀花白色或類白色，斜升，上部反折，邊緣內捲而皺縮，通常無腺點；管狀花少，外露。

杭菊：呈蝶形或扁球形，直徑 2.5～4cm，常數個相連成片。舌狀花類白色或黃色，平展或微折疊，彼此粘連，通常無腺點；管狀花多數，外露。

均以花朵完整、顏色新鮮、氣清香、少梗葉者為佳。

【性味歸經】甘、苦，微寒。歸肺、肝經。

【功能主治】散風清熱，平肝明目，清熱解毒。用於風熱感冒，頭痛眩暈，目赤腫痛，眼目昏花，瘡癰腫毒。

【用法用量】煎服，5～10g。疏散風熱多用杭菊，平肝明目多用滁菊。

【藥理作用】抗病原微生物，增加冠脈及實驗性粥樣硬化冠脈流量，解熱，抗缺氧，抗衰老。

【有效驗方】①**風熱頭痛**：菊花、石膏、川芎各 15g。為末，沖服。②**目赤頭眩，眼花面腫**：菊花、甘草各 50g，搗羅為散，沖服。③**治太陰溫病，但咳，身不甚熱，微渴者**：杏仁 6g，連翹 4.5g，薄荷 2.4g，桑葉 7.5g，菊花 3g，苦桔梗 6g，甘草 2.4g，葦根 6g。水 2 杯，煮取 1 杯，日 2 服。④**治肝腎不足，眼目昏暗**：甘菊花 120g，巴戟天（去心）30g，肉蓯蓉（酒浸，去皮，炒，切，焙）60g，枸杞子 90g。上為細末，煉蜜丸，如梧桐子大。每服 30～50 丸，溫酒或鹽湯下，空心食前服。⑤**治肝腎不足，虛火上炎，目赤腫痛，久視昏暗，迎風流淚，怕日羞明，頭暈盜汗，潮熱足軟**：枸杞子、甘菊花、熟地黃、山萸肉、懷山藥、白茯苓、牡丹皮、澤瀉。煉蜜為丸。

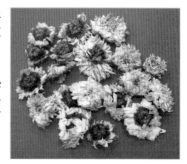

柴 胡

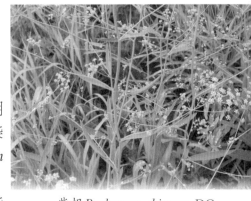

柴胡 *Bupleurum chinense* DC.

【別名】地薰、柴草。

【來源】傘形科植物柴胡 *Bupleurum chinense* DC.或狹葉柴胡 *Bupleurum scorzonerifolium* Willd.的乾燥根。按性狀不同，分別習稱「北柴胡」和「南柴胡」。春、秋二季採挖，除去莖葉和泥沙，乾燥。

【性狀鑑別】

北柴胡：呈圓柱形或長圓錐形，長 6～15cm，直徑 0.3～0.8cm。跟頭膨大，頂端殘留 3～15 個莖基或短纖維狀葉基，下部分枝。表面黑褐色或淺棕色，具縱皺紋、支根痕及皮孔。質硬而韌，不易折斷，斷面顯纖維性，皮部淺棕色，木部黃白色。氣微香，味微苦。

南柴胡：根較細，圓錐形，頂端有多數細毛狀枯葉纖維，下部多不分枝或稍分枝。表面紅棕色或黑棕色，靠近根頭處多具細密環紋。質稍軟，易折斷，斷面略平坦，不顯纖維性。具敗油氣。

均以根條粗長、皮細、支根少者為佳。

【性味歸經】辛、苦，微寒。歸肝、膽、肺經。

【功能主治】疏散退熱，疏肝

解鬱，升舉陽氣。用於感冒發熱，寒熱往來，胸脅脹痛，月經不調，子宮脫垂，脫肛。

【用法用量】煎服，3～10g。本品性升散，故肝陽上亢、肝風內動、陰虛火旺者忌用或慎用。

【藥理作用】解熱，鎮靜，鎮痛，保肝，抗炎，免疫功能，抗潰瘍，抗菌作用。

【有效驗方】①**外感風寒，小便不利，心煩喜嘔**：柴胡250g，黃芩150g，人參150g，半夏、甘草、生薑各150g，大棗12枚。水煎服。②**肝鬱，左脅痛**：柴胡、陳皮各5.1g，芍藥、枳殼、醋炒香附各5g，炙甘草0.5g。③**盜汗往來寒熱**：柴胡、胡黃連各等分，為末，煉蜜和膏。

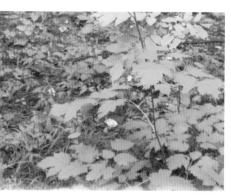

興安升麻 *Cimicifuga dahurica*
（Turcz.）Maxim.

【別名】周麻、周升麻。

【來源】毛茛科植物大三葉升麻 *Cimic ifuga heracleifalia* Kom.、興安升麻 *Cimicifuga dahurica*（Turcz.）Maxim.或升麻 *Cimicifuga foetida* L.的乾燥根莖。秋季採挖，除去泥沙，曬至鬚根乾時，燎去或除去鬚根，曬乾。

【性狀鑒別】本品為不規則的長形塊狀，多分枝，呈結節狀，長10～20cm，直徑2～4cm。表面黑褐色或棕褐色，粗糙不平，有堅硬的細鬚根殘留，上面有數個圓形空洞的莖基痕，洞內壁顯網狀溝紋；下面凹凸不平，具鬚根痕。體輕，質堅硬，不易折斷，斷面不平坦，有裂隙，纖維性，黃綠色或淡黃白色。氣微，味微苦而澀。以個大、整齊、外皮黑色、無細根、斷面灰色者為佳。

【性味歸經】辛、微甘，微寒。歸肺、脾、胃、大腸經。

【功能主治】發表透疹，清熱解毒，升舉陽氣。用於風熱頭痛，齒痛，口瘡，咽喉腫痛，麻疹不透，陽毒發斑，脫肛，子宮脫垂。

【用法用量】煎服，3～10g。陰虛火旺、肝陽上亢、上盛下虛者忌用。

【藥理作用】抗骨質疏鬆，雌雄素樣作用。

【有效驗方】

①頭面腫痛：升麻、蒼朮各5g，荷葉1枚。煎服。

②風熱壯熱，頭痛，肢體痛，瘡疹已發未發：乾葛、升麻、芍藥、甘草各等分。為粗末，水煎服。

③咽喉疼痛：升麻片含咽，或以25g水煎服。

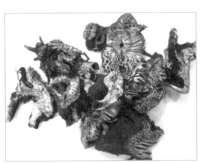
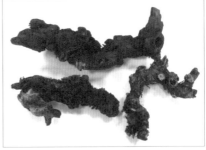

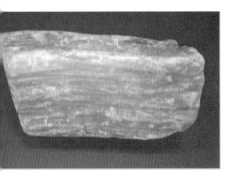

石　膏

【別名】細石、細理石。

【來源】硫酸鹽類礦物硬石膏族石膏，主含含水硫酸鈣（$CaSO_4 \cdot 2H_2O$），採挖後，除去雜石及泥沙。

【性狀鑒別】本品為纖維狀的集合體，呈長塊狀、板塊狀或不規則塊狀。白色、灰白色或淡黃色，有的半透明。體重，質軟，縱斷面具絹絲樣光澤。氣微，味淡。以塊大色白、質鬆、纖維狀、無雜石者為佳。

【用法用量】煎服，15～60g。先煎。內服宜生用，外用宜火煅研末。

【藥理作用】抑制肌肉的興奮性，鎮靜，解痙，降低血管通透性。

知　母

【別名】羊鬍子根、蒜瓣子草。

【來源】百合科植物知母 Ane-marrhena asphodeloides Bge. 的乾燥根莖。春、秋二季採挖，除去鬚根及泥沙，曬乾，習稱「毛知母」；或除去外皮，曬乾，習稱「光知母（知母肉）」。

【性狀鑒別】本品呈長條狀，微彎曲，略扁，偶有分枝，長 3～15cm，直徑 0.8～1.5cm，一端有淺黃色的莖葉殘痕。表面黃棕色至棕色，上面有一凹溝，具緊密排列的環狀節，節上密生黃棕色的殘存葉基，由兩側向根莖上方生長；下面隆起而

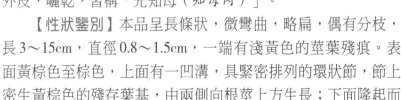

略皺縮，並有凹陷或突起的點狀根痕。質硬，易折斷，斷面黃白色。氣微，味微甜、略苦，嚼之帶黏性。以肥大、滋潤、質硬、色黃白、嚼之發黏者為佳。

【用法用量】煎服6～12g。本品性寒質潤，有滑腸之弊，故脾虛便溏者不宜用。

【藥理作用】抗菌作用，抗癌、解熱作用，抗氧化，抗輻射，止咳、降血糖作用。

栀 子

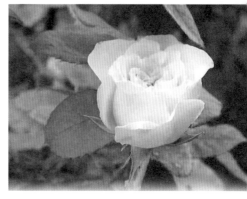

【別名】木丹、山栀、山枝子、水橫枝。

【來源】茜草科植物栀子 *Gardenia jasminoides* Ellis 的乾燥成熟果實。9—11月果實成熟呈紅黃色時採收，除去果梗和雜質，蒸至上氣或置沸水中略燙，取出，乾燥。

【性狀鑑別】本品呈長卵圓形或橢圓形，長1.5～3.5cm，直徑1～1.5cm。表面紅黃色或棕紅色，具6條翅狀縱棱，棱間常有1條明顯的縱脈紋，並有分枝。頂端殘存萼片，基部稍尖，有殘留果梗。果皮薄而脆，略有光澤；內表面色較淺，有光澤，具2～3條隆起的假隔膜。種子多數，扁卵圓形，深紅色或紅黃色，表面密具細小疣狀突起。

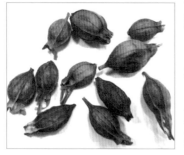

【用法用量】煎服，6～10g。外用生品適量，研末調敷。

【藥理作用】保肝利膽，促進胰腺分泌，中樞抑制，抗炎鎮痛，降壓調脂，抗菌抗炎。

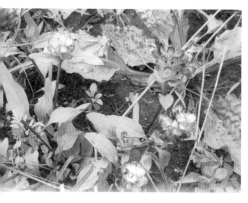

夏　枯　草

【別名】棒槌草、榔頭草、鐵色草、燈籠草。

【來源】唇形科植物夏枯草 *Prunella vulgaris* L. 的乾燥果穗。夏季果穗呈棕紅色時採收，除去雜質，曬乾。

【性狀鑑別】本品為圓柱形，略扁，長 1.5～8cm，直徑 0.8～1.5cm；淡棕色至棕紅色。全穗由數輪至 10 數輪宿萼與苞片組成，每輪有對生苞片 2 片，呈扇形，先端尖尾狀，脈紋明顯，外表面有白毛。每一苞片內有花 3 朵，花冠多已脫落，宿萼二唇形，內有小堅果 4 枚，卵圓形，棕色，尖端有白色突起。以色紫褐、穗大者為佳。

【用法用量】煎服或熬膏服，9～15g。

【藥理作用】抗病毒作用，抗炎作用。

天　花　粉

【別名】栝樓根、瓜蔞根、大圓瓜根。

【來源】葫蘆科植物栝樓 *Trichosanthes kirilowii* Maxim.或雙邊栝樓 *Trichosanthes rosthornii* Harms 的乾燥根。秋、冬二季採挖，洗淨，除去外皮，切段或縱剖成瓣，乾燥。

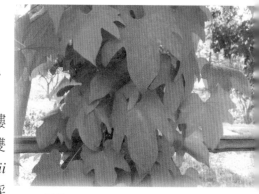

栝樓 *Trichosanthes kirilowii* Maxim.

【性狀鑑別】本品呈不規則圓柱形、紡錘形或瓣塊狀，長

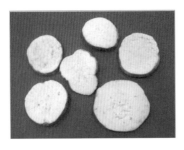

8～16cm，直徑 1.5～5.5cm。表面黃白色或淡棕黃色，有縱皺紋、細根痕及略凹陷的橫長皮孔，有的有黃棕色外皮殘留。質堅實，斷面白色或淡黃色，富粉性，橫切面可見黃色木質部，略呈放射狀排列，縱切面可見黃色條紋狀木質部。以色潔白、粉性足、質細嫩、體肥滿者為佳。

【用法用量】煎服，10～15g。孕婦忌服，反烏頭。

【藥理作用】致流產和抗早孕，免疫調節作用。

蘆 根

【別名】葦根。

【來源】禾本科植物蘆葦 *Phragmites communis* Trin.的新鮮或乾燥根莖。全年均可採挖，除去芽、鬚根及膜狀葉，鮮用或曬乾。

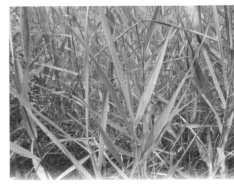

【性狀鑑別】

鮮蘆根：呈長圓柱形，有的略扁，長短不一，直徑1～2cm。表面黃白色，有光澤，外皮疏鬆可剝離，節呈環狀，有殘根或芽痕。體輕，質韌，不易折斷。切斷面黃白色，中空，壁厚1～2mm，有小孔排列成環。氣微，味甘。

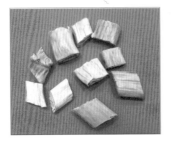

蘆根：呈扁圓柱形。節處較硬，節間有縱皺紋。

以條粗壯、黃白色、有光澤、無鬚根、質嫩者為佳。

【用法用量】煎服，15～30 g；鮮品用量加倍或搗汁。

【藥理作用】免疫、解熱、抗菌作用，鎮靜、鎮痛作用，肌肉鬆弛、腸管鬆弛作用。

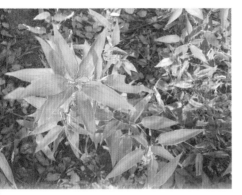

淡竹葉

【別名】碎骨子、長竹葉、竹葉麥冬草。

【來源】禾本科植物淡竹葉 *Lophatherum gracile* Brongn. 的乾燥莖葉。夏季未抽花穗前採割，曬乾。

【性狀鑑別】本品長25～75cm。莖呈圓柱形，有節，表面淡黃綠色，斷面中空。葉鞘開裂。葉片披針形，有的皺縮捲曲，長5～20cm，寬1～3.5cm；表面淺綠色或黃綠色。葉脈平行，具橫行小脈，形成長方形的網格狀，下表面尤為明顯。體輕，質柔韌。氣微，味淡。以色青綠、葉大、梗少、無根及花穗者為佳。

【用法用量】煎服，6～10g。

【藥理作用】解熱作用，抑菌作用，利尿作用。

鴨跖草

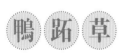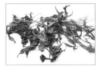

【別名】鴨舌草、竹葉菜、鴨仔草。

【來源】鴨跖草科植物鴨跖草 *Commelina communis* L. 的乾燥地上部分。夏、秋二季採收，曬乾。

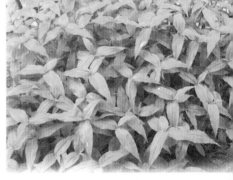

【性狀鑑別】本品長可達60 cm，黃綠色或黃白色，較光滑。莖有縱棱，直徑約0.2cm，多有分枝或鬚根，節稍膨大，

節間長3～9cm；質柔軟，斷面中心有髓。葉互生，多皺縮、破碎，完整葉片展平後呈卵狀披針形或披針形，長3～9cm，寬1～2.5cm；先端尖，全緣，基部下延成膜質葉鞘，抱莖，葉脈平行。花多脫落，總苞佛焰苞狀，心形，兩邊不相連；花瓣皺縮，藍色。氣微，味淡。以色黃綠者為佳。

【用法用量】煎服，15～30g。外用適量。

【藥理作用】抗菌，利尿，降溫。

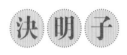

決 明 子

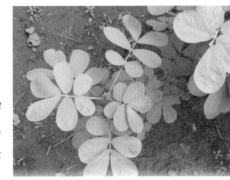

【別名】小決明、草決明。

【來源】豆科植物決明 *Cassia obtusifolia* L. 或小決明 *Cassia tora* L. 的乾燥成熟種子。秋季採收成熟果實，曬乾，打下種子，除去雜質。

【性狀鑒別】

決明 *Cassia obtusifolia* L.

決明：略呈菱方形或短圓柱形，兩端平行傾斜，長3～7mm，寬2～4mm。表面綠棕色或暗綠色，平滑有光澤。一端較平坦，另端斜尖背腹面各有1條突起的棱線，棱線兩側各有1條斜向對稱而色較淺的線性凹紋。質堅硬，不易破碎。種皮薄，子葉2，黃色，呈「S」形折曲並重疊。氣微，味微苦。

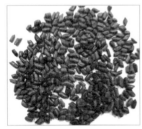

小決明：呈短圓柱形，較小，長3～5mm，寬2～3mm。表面棱線兩側各有1條寬廣的淺黃棕色帶。

以顆粒均勻、飽滿、黃褐色者為佳。

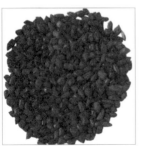

【性味歸經】甘、苦、鹹，微寒。歸肝、大腸經。

【功能主治】清熱明目，潤腸通便。用於目赤澀痛，羞明多淚，頭痛眩暈，目暗不明，大便秘結。

【用法用量】煎服，9～15g。用於通便不宜久煎。氣虛便溏者不宜應用。

【藥理作用】抑制營養性肥胖，抗過敏，保肝作用，降糖。

【有效驗方】①**目赤腫痛：**決明子炒研，茶調，頻飲。②**降壓：**決明子 30g。沸水沖泡，頻飲。③**急性結膜炎：**決明子、菊花各 15g，蔓荊子、木賊各 10g。水煎服。④**治癬：**決明子為末，加少量水銀粉，同為散。先以物擦破癬，以散敷之。

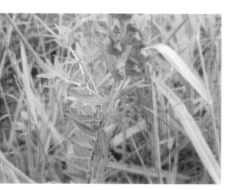

黃　芩

【別名】茶根、黃芩茶、黃金條根。

【來源】唇形科植物黃芩 *Scutellaria baicalensis* Georgi 的乾燥根。春、秋二季採挖，除去鬚根和泥沙，曬乾去粗皮。

【性狀鑑別】本品呈圓錐形，扭曲，長 8～25cm，直徑 1～3cm。表面棕黃色或深黃色，有稀疏的疣狀細根痕，上部較粗糙，有扭曲的縱皺紋或不規則的網紋，下部有順紋和細皺紋。質硬而脆，易折斷，斷面黃色，中心紅棕色；老根中心呈枯朽狀或中空，暗棕色或棕黑色。氣微，微苦。栽培品較細長，多有分枝。表面淺黃棕色，外皮緊貼，縱皺紋較細膩。斷面黃色或淺黃色。略呈角質樣。味微苦。以條粗長、質堅實、色黃、除淨外皮者為佳。

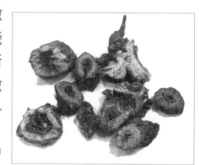

【用法用量】煎服，3～10g。脾胃

虛寒者不宜使用。

【藥理作用】抗菌，抗炎及免疫，鎮靜解熱，抗愛滋病病毒，調血脂。

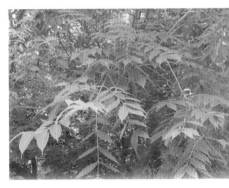

【別名】檗木、檗皮。

【來源】芸香科植物黃皮樹 *Phellodendron chinenes* Schneid.的乾燥樹皮。習稱「川黃柏」。剝取樹皮後，除去粗皮，曬乾。

【性狀鑑別】本品呈板片狀或淺槽狀，長寬不一，厚1～6mm。外表面黃褐色或黃棕色，平坦或具縱溝紋，有的可見皮孔痕及殘存的灰褐色粗皮；內表面暗黃色或淡棕色，具細密的縱棱紋。體輕，質硬，斷面纖維性，呈裂片狀分層，深黃色。氣微，味極苦，嚼之有黏性。以片張厚大、鮮黃色、無栓皮者為佳。

【用法用量】煎服，3～12g。外用適量。

【藥理作用】抗病原微生物，抗胃潰瘍。

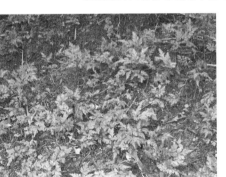

黃連 *Coptis chinensis* Franch.

【別名】王連、支連。

【來源】毛茛科植物黃連 *Coptis chinensis* Franch.、三角葉黃連 *Coptis deltoidea* C. Y. Cheng et Hsiao 或雲連 *Coptis teeta* Wall.的乾燥根莖。以上三種分別習稱「味連」、「雅連」、「雲連」。秋季採挖，除去鬚根及泥沙，乾燥，撞去殘留鬚根。

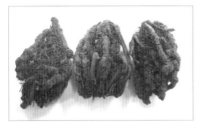

【性狀鑒別】

味連：多集聚成簇，常彎曲，形如雞爪，單枝根莖長3～6cm，直徑0.3～0.8cm。表面灰黃色或黃褐色，粗糙，有不規則結節狀隆起、鬚根及鬚根殘基，有的節間表面平滑如莖稈，習稱「過橋」。上部多殘留褐色鱗葉，頂端常留有殘餘的莖或葉柄。質硬，斷面不整齊，皮部橙紅色或暗棕色，木部鮮黃色或橙黃色，呈放射狀排列，髓部有的中空。氣微，味極苦。

雅連：多為單枝，略呈圓柱形，微彎曲，長4～8cm，直徑0.5～1cm。「過橋」較長。頂端有少許殘莖。

雲連：彎曲呈鉤狀，多為單枝，較細小。

以條肥壯、連珠形、質堅實、斷面黃色、無殘莖及鬚根者為佳。

【性味歸經】苦，寒。歸心、脾、胃、肝、膽、大腸經。

【功能主治】清熱燥濕，瀉火解毒。用於濕熱痞滿，嘔吐吞酸，瀉痢，黃疸，高熱神昏，心火亢盛，心煩不寐，血熱吐衄，目赤，牙痛，消渴，癰腫疔瘡；外治濕疹，濕瘡，耳道流膿。黃連飲片同黃連。酒黃連善清上焦火熱。用於目赤，口瘡。薑黃連清胃和胃止嘔。用於寒熱互結，濕熱中阻，痞滿嘔吐。萸黃連舒肝和胃止嘔。用於肝胃不和，嘔吐吞酸。

【用法用量】煎服，2～5g。外用適量。

【藥理作用】抗菌，抗病毒及抗原蟲作用，利膽作用，抗腹瀉作用，抗腦缺血，抗炎，免疫調節，其他藥理作用。

【有效驗方】①心經實熱：黃連35g，水一盞半，煎一盞，食遠溫服。②心下痞，其脈關上浮者：大黃100g，黃連50g，二味

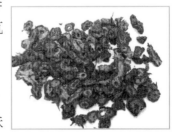

以麻沸湯 2L 漬之。③失眠：生黃連 25g，肉桂心 2.5g。研細，白蜜丸，空心淡鹽湯下。

龍 膽

【別名】龍膽、龍鬚草、山龍膽、草龍膽、觀音草。

【來源】龍膽科植物條葉龍膽 *Gentiana manshurica* Kitag.、龍膽 *Gentiana scabra* Bge.、三花龍膽 *Gentiana triflora* Pall. 或滇龍膽 *Gentiana rigescens* Franch. 的乾燥根和根莖。前三種習稱「龍膽」，後一種習稱「堅龍膽」。春、秋二季採挖，洗淨，乾燥。

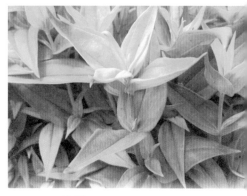

龍膽 *Gentiana scabra* Bge.

【性狀鑑別】

龍膽：根莖呈不規則的塊狀，長 1～3cm，直徑 0.3～1cm；表面暗灰棕色或深棕色，上端有莖痕或殘留莖基，周圍和下端著生多數細長的根。根圓柱形，略扭曲，長 10～20cm，直徑 0.2～0.5cm；表面淡黃色或黃棕色，上部多有顯著的橫皺紋，下部較細，有縱皺紋及支根痕。質脆，易折斷，斷面略平坦，皮部黃白色或淡黃棕色，木部色較淺，呈點狀環列。氣微，味甚苦。

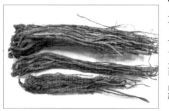

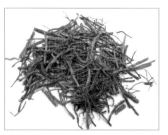

堅龍膽：表面無橫皺紋，外皮膜質，易脫落，木部黃白色，易與皮部分離。以根條粗長、黃色或黃棕色、無碎斷者為佳。

【性味歸經】苦，寒。歸肝、膽經。

【功能主治】清熱燥濕，瀉肝膽火。用於濕熱黃疸，陰腫陰癢，帶下，濕疹瘙癢，

肝火目赤，耳鳴耳聾，脅痛口苦，強中，驚風抽搐。

【用法用量】煎服，3～6g。外用適量。脾胃虛寒者不宜用。陰虛津傷者慎用。

【藥理作用】保肝，利膽，健胃，抗炎及免疫，抗甲亢，其他藥理作用。

【有效驗方】①**咽喉腫痛**：龍膽草25g，水煎服。②**腎囊風瘙癢或破，流水**：苦龍膽草、經霜桃葉、蜂房、藜蘆、千張紙。搗細末，芝麻油調搽。

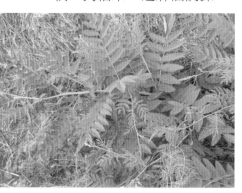

【別名】野槐、山槐、地參、水槐、苦骨。

【來源】豆科植物苦參 *Sophora flavescens* Ait. 的乾燥根。春、秋二季採挖，除去根頭及小支根，洗淨，乾燥，或趁鮮切片，乾燥。

【性狀鑑別】本品呈長圓柱形，下部常有分枝，長10～30cm，直徑1～6.5cm。表面灰棕色或棕黃色，具縱皺紋及橫長皮孔，外皮薄，多破裂反捲，易剝落，剝落處顯黃色，光滑。質硬，不易折斷，斷面纖維性；切片厚3～6mm；切面黃白色，具放射狀紋理及裂隙，有的具異型維管束呈同心性環列或不規則散在。氣微，味極苦。以整齊、色黃白、味苦者為佳。

【用法用量】煎服，4.5～9g。外用適量，煎湯洗患處。

【藥理作用】殺蟲抗菌，抗炎及免疫抑制，抗心律不整，正性肌力作用，抗腫瘤作用。

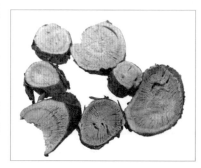

白鮮皮

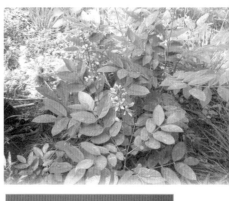

【別名】八股牛、八掛牛、羊鮮草。

【來源】芸香科植物白鮮 *Dictamnus dasycarpus* Turcz. 的乾燥根皮。春、秋二季採挖根部，去除泥沙及粗皮，剝取根皮，乾燥。

【性狀鑑別】本品呈捲筒狀，長 5～15cm，直徑 1～2cm，厚 0.2～0.5cm。外表面灰白色或淡灰黃色，具細縱皺紋及細根痕，常有

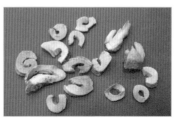

突起的顆粒狀小點；內表面類白色，有細縱紋。質脆，折斷時有粉塵飛揚，斷面不平坦，略呈層片狀，剝去外層，迎光可見閃爍的小亮點。有羊膻氣，味微苦。以捲筒狀、無木心、皮厚、塊大者為佳。

【用法用量】煎服，4.5～9g。外用煎湯洗或研粉敷。

【藥理作用】抗菌，解熱，免疫，強心。

秦皮

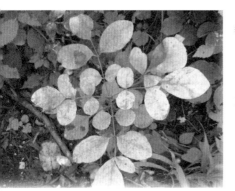

苦櫪白蠟樹
Fraxinus rhynchophylla Hance

【別名】大葉梣、花曲柳、苦榴皮。

【來源】木犀科植物苦櫪白蠟樹 *Fraxinus rhynchophylla* Hance、白蠟樹 *Fraxinus chinensis* Roxb.、尖葉白蠟樹 *Fraxinus szaboana* Lingelsh. 或宿柱白蠟樹 *Fraxinus stylo-*

sa Lingelsh. 的乾燥枝皮或乾皮。春、秋二季剝取，曬乾。

【性狀鑑別】

枝皮：呈捲筒狀或槽狀，長 10～60cm，厚 1.5～3mm。外表面灰白色、灰棕色至黑棕色或相間呈斑狀，平坦或稍粗糙，並有灰白色圓點狀皮孔及細斜皺紋，有的具分枝痕。內表面黃白色或棕色，平滑。質硬而脆，斷面纖維性，黃白色。氣微，味苦。

乾皮：為長條狀塊片，厚 3～6mm。外表面灰棕色，具龜裂狀溝紋及紅棕色圓形或橫紋的皮孔。質堅硬，斷面纖維性較強。

以整齊、長條呈筒狀者為佳。

【性味歸經】苦、澀，寒。歸肝、膽、大腸經。

【功能主治】清熱燥濕，收澀止痢，止帶，明目。用於濕熱瀉痢，赤白帶下，目赤腫痛，目生翳膜。

【用法用量】煎服，6～12g。外用適量，煎洗患處。脾胃虛寒者忌用。

【藥理作用】抗病原微生物，抗炎，利尿，抗凝和抗過敏，止咳祛痰平喘，其他藥理作用。

【有效驗方】①**熱痢下重者**：白頭翁 100g，黃柏 150g，黃連 150g，秦皮 150g，水煎煮。②**婦人赤白帶下，血崩不止**：秦皮 150g，丹皮 100g，當歸身 50g，俱酒洗，炒研為末，煉蜜為丸。③**牛皮癬**：苦楝皮 50g，加半面盆水煎，煎液洗患處。

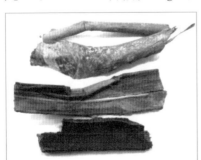
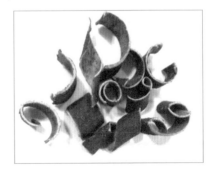

金 銀 花

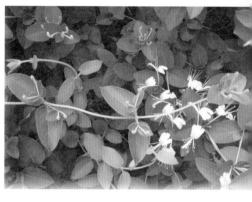

【別名】雙花、二花、二苞花。

【來源】忍冬科植物忍冬 *Lonicera japonica* Thunb. 的乾燥花蕾或帶初開的花。夏初花開放前採收，乾燥。

【性狀鑑別】本品呈棒狀，上粗下細，略彎曲，長 2〜3cm，上部直徑約 3mm，下部直徑約 1.5mm。表面黃白色或綠白色（貯久色漸深），密被短柔毛。偶見葉狀苞片。花萼綠色，先端 5 裂，裂片有毛，長約 2mm。開放者花冠筒狀，先端二唇形，雄蕊 5，附於筒壁，黃色；雌蕊 1，子房無毛。氣清香，味淡、微苦。以花未開放、色黃白、肥大者為佳。

【用法用量】煎服，6〜15g。脾胃虛寒者忌用。

【藥理作用】抗微生物，解熱抗炎，免疫調節。

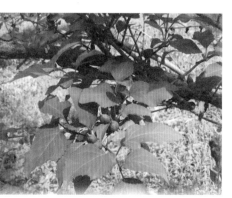

連 翹

【別名】落翹、空殼、黃鏈條花、黃花條、黃花瓣。

【來源】木犀科植物連翹 *Forsythia suspensa*（Thunb.）Vahl 的乾燥果實。秋季果實初熟尚帶綠色時採收，除去雜質，蒸熟，曬乾，習稱「青翹」；果實熟透時採收，曬乾，除去雜質，習稱「老翹」。

【性狀鑑別】本品呈長卵形至卵形，稍扁，長 1.5〜2.5cm，

直徑0.5～1.3cm。表面有不規則的縱皺紋和多數突起的小斑點，兩面各有1條明顯的縱溝。頂端銳尖，基部有小果梗或已脫落。青翹多不分裂，表面綠褐色，突起的灰白色小斑點較少；質硬；種子多數，黃綠色，細長，一側有翹。氣微香，味苦。以色黃、殼厚、無種子、純淨者為佳。

【用法用量】煎服，6～15g。脾胃虛寒及氣虛膿清者不宜用。

【藥理作用】抗病原微生物，抗炎，解熱，保肝，其他藥理作用。

板藍根

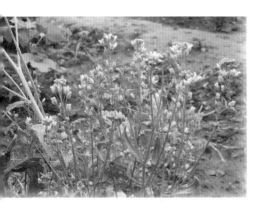

【別名】靛青根、藍靛根、大青根。

【來源】本品為十字花科植物菘藍 *Isatis indigotica* Fort. 的乾燥根。秋季採挖，除去泥沙，曬乾。

【性狀鑒別】本品呈圓柱形，稍扭曲，長10～20cm，直徑0.5～1cm。表面淡灰黃色或淡棕黃色，有縱皺紋及支根痕，皮孔橫長。根頭略膨大，可見暗綠色或暗棕色輪狀排列的葉柄殘基和密集的疣狀突起。體實，質略軟，斷面皮部黃白色，木部黃色。氣微，味微甜後苦澀。以條長、粗細均勻者為佳。

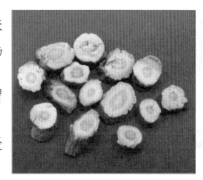

【用法用量】煎服，9～15g。脾胃虛寒者忌用。

【藥理作用】抗病毒、抗菌、消炎作用，增強免疫。

大青葉

【別名】大青、菘藍。

【來源】十字花科植物菘藍 *Isatis indigotica* Fort. 的乾燥葉。夏、秋二季分 2～3 次採收，除去雜質，曬乾。

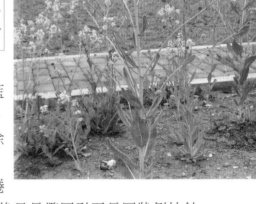

【性狀鑑別】本品為皺縮捲曲，有的破碎。完整葉片展平後呈長橢圓形至長圓狀倒披針形，長 5～20cm，寬 2～6cm；上表面暗灰綠色，有的可見色較深稍突起的小點；先端鈍，全緣或微波狀，基部狹窄下延至葉柄呈翼狀；葉柄長 4～10cm，淡棕黃色。質脆。氣微，味微酸、苦、澀。以葉淨、無枝梗、色黑綠者為佳。

【用法用量】煎服，9～15g。外用適量。脾胃虛寒者忌用。

【藥理作用】抗病原微生物，解熱，抗炎，抗腫瘤。

蒲公英

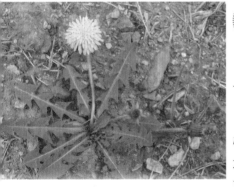

蒲公英
Taraxacum mongolicum Hand.Mazz.

【別名】鳧公英、地丁、婆婆丁、黃花地丁。

【來源】菊科植物蒲公英 *Taraxacum mongolicum* Hand. Mazz. 鹼地蒲公英 *Taraxacum borealisinense* Kitam. 或同屬數種植物的乾燥全草。春至秋季花初開時採挖，除去雜質，洗淨，曬乾。

【性狀鑑別】呈皺縮捲曲的團塊。根呈圓錐狀，多彎曲，長 3～7cm；表面棕褐色，抽皺；根頭部有棕褐色或黃白色的茸

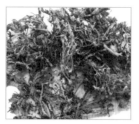

毛，有的已脫落。葉基生，多皺縮破碎，完整葉片呈倒披針形，綠褐色或暗灰綠色，先端尖或鈍，邊緣淺裂或羽狀分裂，基部漸狹，下延呈柄狀，下表面主脈明顯。花莖1至數條，每條頂生頭狀花序，總苞片多層，內面一層較長，花冠黃褐色或淡黃白色。有的可見多數具白色冠毛的長橢圓形瘦果。氣微，味微苦。以葉多、色灰綠、根完整、無雜質者為佳。

【性味歸經】苦、甘，寒。歸肝、胃經。

【功能主治】清熱解毒，消腫散結，利尿通淋。用於疔瘡腫毒，乳癰，瘰癧，目赤，咽痛，肺癰，腸癰，濕熱黃疸，熱淋澀痛。

【用法用量】煎服，10～15g。外用適量。本品易致緩瀉，使用時注意。

【藥理作用】抗病原微生物，利膽保肝，抗腫瘤，抗胃潰瘍。

【有效驗方】①乳腺炎：蒲公英細銼，忍冬藤同煎濃湯，少酒佐之。②瘡癤疔毒：蒲公英搗爛覆之，和酒煎服，取汗。③膽囊炎：蒲公英50g。水煎服。④急性闌尾炎：蒲公英、地耳草、半邊蓮、澤蘭、木香各15g。水煎服。⑤腸炎、痢疾：蒲公英30g，黃連、黃柏、金銀花各15g。水煎服。

魚腥草

【別名】臭靈丹、臭蕎麥、雞兒根、戢兒根、側耳根。

【來源】三白草科植物蕺菜 *Houttuynia cordata* Thunb.的新鮮全草或乾燥地上部分。鮮品全年

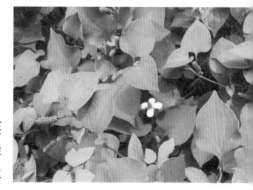

均可採割；乾品夏季莖葉茂盛花穗多時採割，除去雜質，曬乾。

【性狀鑑別】

鮮魚腥草：莖呈圓柱形，長 20～45cm，直徑 0.25～0.45cm；上部綠色或紫紅色，下部白色，節明顯，下部節上生有鬚根，無毛或被疏毛。葉互生，葉片心形，長 3～10cm，寬 3～11cm；先端漸尖，全緣；上表面綠色，密生腺點，下表面常紫紅色；葉柄細長，基部與托葉合成鞘狀。穗狀花序頂生。具魚腥氣，味澀。

乾魚腥草：莖呈扁圓柱形，扭曲，表面黃棕色，具縱棱數條；質脆，易折斷。葉片捲折皺縮，展平後呈心形，上表面暗黃綠色至暗棕色，下表面灰綠色或灰棕色。穗狀花序黃棕色。

以淡紅褐色、莖葉完整、無泥土等雜質者為佳。

【性味歸經】辛，微寒。歸肺經。

【功能主治】清熱解毒，消癰排膿，利尿通淋。用於肺癰吐膿，痰熱喘咳，熱痢，熱淋，癰腫瘡毒。

【用法用量】煎服，15～25g，不宜久煎；鮮品用量加倍，水煎或搗汁服。外用適量，搗敷或煎湯薰洗患處。

【藥理作用】抗病原微生物，抗炎抗過敏，抗輻射。

【有效驗方】①**肺癰吐膿吐血**：魚腥草、天花粉、側柏葉等分。煎湯服之。②**痢疾**：魚腥草30g，山楂炭10g。水煎加蜜糖服。③**痔瘡**：魚腥草，煎湯點水酒服，連進3服。

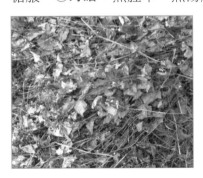

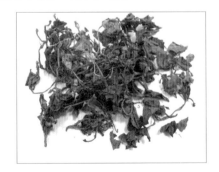

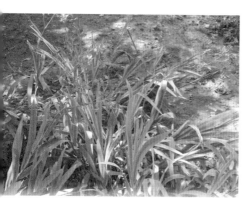

射　干

【別名】烏扇、蝴蝶花、扁竹、紫蝴蝶、山蒲扇、野萱花、鐵扁擔。

【來源】鳶尾科植物射干 *Belamcanda chinensis*（L.）DC. 的乾燥根莖。春初剛發芽或秋末莖葉枯萎時採挖，除去鬚根及泥沙，乾燥。

【性狀鑒別】本品呈不規則結節狀，長3～10cm，直徑1～2cm。表面黃褐色、棕褐色或黑褐色，皺縮，有較密的環紋。上面有數個圓盤狀凹陷的莖痕，偶有莖基殘存；下面有殘留細根及根痕。質硬，斷面黃色，顆粒性。氣微，味苦、微辛。

以肥壯、肉色黃、無毛鬚者為佳。

【用法用量】煎服，3～9g。孕婦忌用或慎用。

【藥理作用】抗病原微生物，抗炎，解熱。

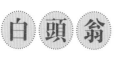白　頭　翁

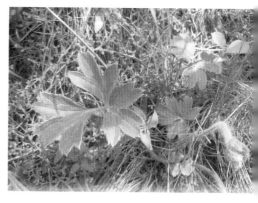

【別名】毛姑朵花、老公花、頭痛棵、大碗花、老冠花。

【來源】毛茛科植物白頭翁 *Pulsatilla chinensis*（Bge.）Regel 的乾燥根。春、秋二季採挖，除去泥沙，乾燥。

【性狀鑒別】本品呈類圓柱形或圓錐形，稍扭曲，長6～20cm，直徑0.5～2cm。表面黃棕色或棕褐色，具不規則縱皺縮紋或縱溝，皮部易脫落，露出黃色的木部，有的有網狀裂紋或

裂隙，近根頭處常有朽狀凹洞。根頭部稍膨大，有白色絨毛，有的可見鞘狀葉柄殘基。質硬而脆，斷面皮部黃白色或淡黃棕色，木部淡黃色。氣微，味微苦澀。以條粗長、整齊、外表灰黃色、根頭部有白色毛茸者為佳。

【用法用量】煎服，9～15g。外用適量。

【藥理作用】抗阿米巴原蟲，抗菌，抗腫瘤。

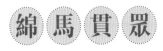

綿 馬 貫 眾

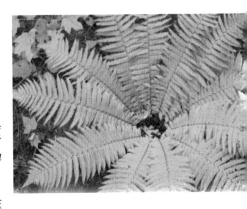

【別名】貫眾、野雞膀子、牛毛廣。

【來源】鱗毛蕨科植物粗莖鱗毛蕨 *Dryopteris crassirhizoma* Nakai 的乾燥根莖及葉柄殘基。秋季採挖，削去葉柄、鬚根，除去泥沙，曬乾。

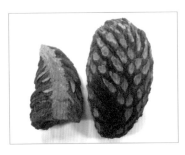

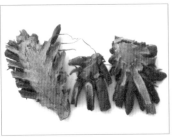

【性狀鑒別】本品呈長倒卵形，略彎曲，上端鈍圓或截形，下端較尖，有的縱剖為兩半，長7～20cm，直徑4～8cm。表面黃棕色至黑褐色，密被排列整齊的葉柄殘基及鱗片，並有彎曲的鬚根。葉柄殘基呈扁圓形，長 3～5cm，直徑 0.5～1.0 cm；表面有縱棱線，質硬而脆，斷面略平坦，棕色，有黃白色維管束5～13個，環列；每個葉柄殘基的外側常有3條鬚根，鱗片條狀披針形，全緣，常脫落。質堅硬，斷面略平坦，深綠色至棕色，有黃白色維管束5～13個，環列，其外散有較多的葉跡維管束。氣特異，味初淡而微

澀，後漸苦、辛。以個大、質堅實、葉柄殘基斷面棕綠色者為佳。

【性味歸經】苦，微寒；有小毒。歸肝、胃經。

【功能主治】清熱解毒，驅蟲。用於蟲積腹痛，瘡瘍。

【用法用量】煎服，4.5～9g。殺蟲及清熱解毒宜生用，止血宜炒炭用。脾胃虛寒者慎用。

【藥理作用】驅蟲，抗病毒，止血。

【有效驗方】①鉤蟲病：貫眾150g，苦楝皮、山紫蘇、土荊芥各25g。水煎服。②解諸熱毒：貫眾、黃連、甘草各15g，駱駝峰25g。為細末，水煎服。

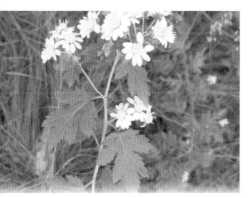

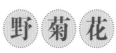

【別名】山菊花、野菊花、苦薏。

【來源】菊科植物野菊 *Chrysanthemum indicum* L. 的乾燥頭狀花序。秋、冬二季花初開放時採摘，曬乾，或蒸後曬乾。

【性狀鑑別】本品呈類球形，直徑0.3～1cm，棕黃色。總苞由4～5層苞片組成，外層苞片卵形或條形，外表面中部灰綠色或淺棕色，通常被白毛，邊緣膜質；內層苞片長橢圓形，膜質，外表面無毛。總苞基部有的殘留總花梗。舌狀花1輪，黃色至棕黃色，皺縮捲曲；管狀花多數，深黃色。體輕。氣芳香，味苦。以完整、色黃、香氣濃者為佳。

【用法用量】煎服，9～15g。外用適量，煎湯外洗或製膏外塗。

【藥理作用】抗病原微生物作用，對血小板聚集的影響，對心血管的作用，降壓作用。

白 花 蛇 舌 草

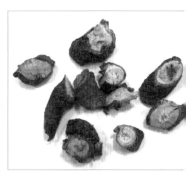

【別名】蛇舌草、千打錘。

【來源】茜草科植物白花蛇舌草 *Hedyotis diffusa* Willd. 的帶根全草。夏、秋採收，曬乾或鮮用。

【性狀鑒別】本品呈乾燥全草，扭纏成團狀，灰綠色至灰棕色。有主根一條，粗2～4cm，鬚根纖細，淡灰棕色；莖細而捲曲，質脆易折斷，中央有白色髓部。葉多破碎，極皺縮，易脫落；有托葉，長1～2cm。花腋生。氣微，味淡。以莖葉完整、色灰綠、帶果實、無雜質者為佳。

【用法用量】煎服，50～100g。外用適量。

【藥理作用】抗腫瘤作用，抗菌、消炎作用。

山 豆 根

【別名】廣豆根、小黃連、岩黃連。

【來源】豆科植物越南槐 *Sophora tonkinensis* Gagnep. 的乾燥根或根莖。秋季採挖，除去雜質，洗淨，乾燥。

【性狀鑒別】本品根莖呈不規則的結節狀，頂端常殘存莖基，其下著生根數條。根呈長圓柱形，常有分枝，長短不等，直徑0.7～1.5cm。表面棕色至棕褐色，有不規則的縱皺紋及橫長皮孔樣突起。質堅硬，難折斷，斷面皮部淺棕色，木部淡黃色。有豆腥氣，味極苦。以根條粗壯、外色棕褐、質堅、味苦者為佳。

【用法用量】煎服，3～6g。外用適量。脾胃虛寒者慎用。

【藥理作用】抗腫瘤，抗菌，保肝抗炎，解痙平喘，其他

藥理作用。

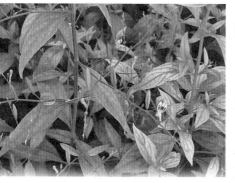

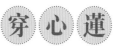

穿心蓮

【別名】一見喜、欖核蓮、斬蛇劍。

【來源】爵床科植物穿心蓮 *Andrographis paniculata*（Burm.f.）Nees 的乾燥地上部分。秋初莖葉茂盛時採割，曬乾。

【性狀鑑別】本品莖呈方柱形，多分枝，長50～70cm，節稍膨大；質脆，易折斷。單葉對生，葉柄短或近無柄；葉片皺縮、易碎，完整者展平後呈披針形或卵狀披針形，長3～12cm，寬2～5cm，先端漸尖，基部楔形下延，全緣或波狀；上表面綠色，下表面灰綠色，兩面光滑。氣微，味極苦。以色綠、葉多者為佳。

【用法用量】煎服，6～9g。外用適量。

【藥理作用】解熱，抗病原微生物，抗炎，增強免疫功能，心血管系統。

重　樓

【別名】蚤休、蚤休、重台。

【來源】百合科植物七葉一枝花 *Paris polyphylla* Smith var. *chinensis*（Franch.）Hara 及雲南重樓 *Paris polyphylla* Smith var. *yunnanensis*（Franch.）Hand.–Mazz.的根莖削去鬚根，曬乾。

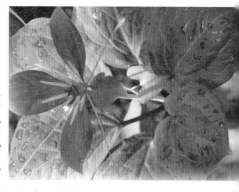

七葉一枝花*Paris polyphylla* Smith var. *chinensis*（Franch.）Hara

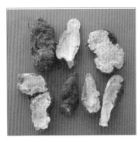

【性狀鑑別】乾燥根莖呈灰黃至灰褐色，圓柱形，略扁壓，長4.5～8.5cm，徑2.5～3.5cm，結節密生，呈盤狀隆起，棕色鱗葉多已脫落，殘留鬚根及其痕跡。莖基處下陷，時有灰白的殘莖。質堅實，不易折斷。斷面平坦，粉質，黃白色至淺灰黃色。氣微，略有辣味。以粗壯、乾燥者為佳。

【用法用量】煎服，5～15g。

【藥理作用】平喘、止咳作用，抗菌作用。

紫花地丁

【別名】遼菫菜、白毛菫菜、犁鏵草、金剪刀。

【來源】菫菜科植物紫花地丁 *Viola yedoensis* Makino 的乾燥全草。春、秋二季採收，除去雜質，曬乾。

【性狀鑑別】本品多皺縮成團。主根長圓錐形，直徑1～3mm；淡黃棕色，有細縱皺紋。葉基生，灰綠色，展平後葉片呈披針形或卵狀披針形，長1.5～6cm，寬1～2cm；先端鈍，基部截形或稍心形，邊緣具鈍鋸齒，兩面有毛；葉柄細，長2～6cm，上部具明顯狹翅。花莖纖細；花瓣5，紫菫色或淡棕色；花距細管狀。蒴果橢圓形或3

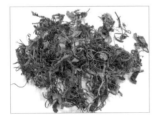

裂，種子多數，淡棕色。氣微，味微苦而稍黏。以根、花、葉、果齊全，葉灰綠色，花紫色，根黃，味微苦者為佳。

【用法用量】煎服，15～30g。

【藥理作用】抗病原微生物，抗內毒素。

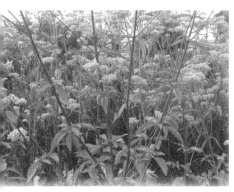

黃花敗醬 *Patrina scabiosaefolia*
Fisch. ex Link

敗醬草

【別名】取麻菜、野苦蕒、山苦蕒。

【來源】敗醬科植物白花敗醬 *Patrinia villosa* Juss.、黃花敗醬 *Patrina scabiosaefolia* Fisch. ex Link 或近緣植物的帶根全草。在夏季採收，將全株拔起後曬乾。

【性狀鑒別】白花敗醬的乾燥全株，長短不等；根莖有節，上生鬚狀細根。莖圓柱形，外表黃棕色或黃綠色，有縱向紋理，被有粗毛。質脆，易折斷，斷面中空，白色。葉多皺紋、破碎或已脫落。全株有陳腐的豆醬氣，味苦。以乾燥、葉多、氣濃、無泥沙雜草者為佳。

【用法用量】煎服，15～25g。外用適量搗敷患處。

【藥理作用】抗菌，鎮靜催眠。

馬齒莧

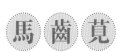

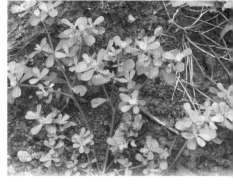

【別名】螞蟻菜、長壽菜、馬舌菜。

【來源】馬齒莧科植物馬齒莧 *Portulaca oleracea* L. 的乾燥地上部分。夏、秋二季採收，除去殘根和雜質，洗淨，略蒸或燙後曬乾。

【性狀鑒別】本品為皺縮捲曲，常結成團。莖圓柱形，長可達30cm，直徑0.1～0.2cm，表面黃褐色，有明顯縱溝紋。葉對生或互生，易破碎，完整葉片倒卵形，長1～2.5cm，寬0.5～

1.5cm；綠褐色，先端鈍平或微缺，全緣。花小，3～5朵生於枝端，花瓣5，黃色。蒴果圓錐形，長約5mm，內含多數細小種子。氣微，味微酸。以顆小、質嫩、葉多、青綠色者為佳。

【用法用量】煎服，9～15g。外用適量搗敷患處。

【藥理作用】抗菌，促進潰瘍癒合，收縮血管，調血脂。

馬 勃

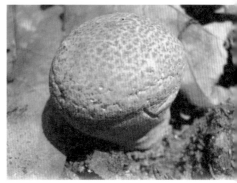

脫皮馬勃
Lasiosphaera fenzlii Reich.

【別名】脫皮馬勃、大馬勃（大禿馬勃、巨馬勃）、紫色馬勃（紫色禿馬勃）。

【來源】灰包科真菌脫皮馬勃 *Lasiosphaera fenzlii* Reich.、大子馬勃 *Calvatia gigantea* （Batsch ex Pers.）Lloyd 或紫色馬勃 *Calvatia lilacina* （Mont.et Berk.）Lloyd 的乾燥子實體。夏、秋二季子實體成熟時及時採收，除去泥沙，乾燥。

【性狀鑑別】

脫皮馬勃：呈扁球形或類球形，無不孕基部，直徑15～20cm。包被灰棕色至黃褐色，紙質，常破碎呈塊片狀，或已全部脫落。孢體灰褐色或淺褐色，緊密，有彈性，用手撕之，內有灰褐色棉絮狀的絲狀物。觸之則孢體呈塵土樣飛揚，手撚有細膩感。臭似塵土，無味。

大馬勃：不孕基部小或無。殘留的包被有黃棕色的膜狀外包被和較厚的灰黃色的內包被所組成，光滑，質硬而脆，成塊脫落。孢體淺青褐色，手撚有潤滑感。

紫色馬勃：呈陀螺形，或已壓扁呈扁圓形，直徑5～12cm，不孕基部發達。包被薄，兩層，紫褐色，粗皺，有圓形凹陷，外翻，上部常裂成小塊或已部分脫落。孢體紫色。

以個大、飽滿、鬆泡有彈性者為佳。

【性味歸經】辛，平。歸肺經。

【功能主治】清肺利咽，止血。用於風熱鬱肺咽痛，喑啞，咳嗽；外治鼻衄，創傷出血。

【用法用量】煎服，2～6g。外用適量，敷患處。

【藥理作用】止血，抗菌，其他藥理作用。

【有效驗方】①咽喉腫痛：蛇蛻皮一條，馬勃0.5g，細研為散。②急性喉炎：馬勃、焰硝各50g，為末，吹入喉內。③久嗽：馬勃不以多少，細末，煉蜜為丸，如梧桐子大，湯送下。④外傷出血：馬勃粉外敷。⑤葉血、衄血：馬勃粉5g。米湯沖服。⑥臁瘡不斂：鹽湯洗淨患處，馬勃粉敷之。

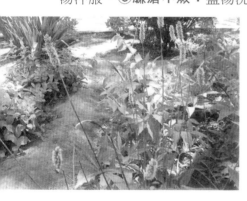

【別名】山蝦、倒根草、蝦參、回頭參。

【來源】蓼科植物拳參 *Polygonum bistorta* L. 的乾燥根莖。春初發芽時或秋季莖葉將枯萎時採挖，除去泥沙，曬乾，去鬚根。

【性狀鑑別】本品呈扁長條形或扁圓柱形，彎曲，有的對捲彎曲，兩端略尖，或一端漸細，長6～13cm，直徑1～2.5cm。表面紫褐色或紫黑色，粗糙，一面隆起，一面稍平坦或略具凹槽，全體密具粗環紋，有殘留鬚根或根痕。質硬，斷面淺棕紅色或棕紅色，維管束呈黃白色點狀，排列成環。氣微，味苦、澀。以粗大、堅硬、斷面紅棕色、無鬚根者為佳。

【用法用量】煎服，5～10g。外用適量。

【藥理作用】抗菌作用，止血作用。

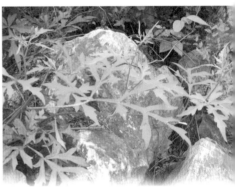

白　蘞

【別名】貓兒卵、山地瓜。

【來源】葡萄科植物白蘞 *Ampelopsis japonica*（Thunb.）Makino 的乾燥塊根。春、秋二季採挖，除去泥沙和細根，切成縱瓣或斜片，曬乾。

【性狀鑒別】本品縱瓣呈長圓形或近紡錘形，長4～10cm，直徑1～2cm。切面周邊常向內捲曲，中部有1突起的棱線。外皮紅棕色或紅褐色，有縱皺紋、細橫紋及橫長皮孔，易層層脫落，脫落處呈淡紅棕色。斜片呈卵圓形，長2.5～5cm，寬2～3cm。切面類白色或淺紅棕色，可見放射狀紋理，周邊較厚，微翹起或略彎曲。體輕，質硬脆，易折斷，折斷時，有粉塵飛出。氣微，味甘。以肥大、斷面粉紅色、粉性足者為佳。

【用法用量】煎服，5～10g。外用適量，煎湯洗或研成極細粉敷患處。

【藥理作用】抗菌、抗癌作用。

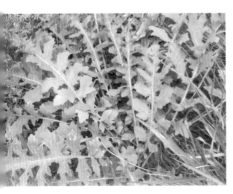

漏　蘆

【別名】大腦袋花、和尚頭、郎頭花、牛饅頭、獨花山牛蒡。

【來源】菊科植物祁州漏蘆 *Rhaponticum uniflorum*（L.）DC. 的乾燥根。春、秋二季採挖，除去鬚

根和泥沙，曬乾。

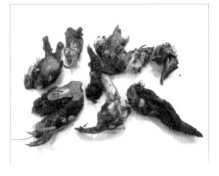

【性狀鑑別】本品呈圓錐形或扁片塊狀，多扭曲，長短不一，直徑1～2.5cm。表面暗棕色、灰褐色或黑褐色，粗糙，具縱溝及菱形的網狀裂隙。外層易剝落，根頭部膨大，有殘莖和鱗片狀葉基，頂端有灰白色絨毛。體輕，質脆，易折斷，斷面不整齊，灰黃色，有裂隙，中心有的呈星狀裂隙，灰褐色或棕褐色。氣特異，味微苦。以條粗、堅實者為佳。

【用法用量】煎服，5～9g。

【藥理作用】抗菌、抗過氧化作用。

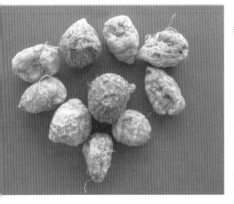

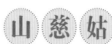

山　慈　姑

【別名】杜鵑蘭、獨蒜蘭。

【來源】蘭科植物杜鵑蘭 *Cremastra appendiculata*（D. Don）Makino、獨蒜蘭 *Pleione bulbocodioides*（Franch.）Rolfe 或雲南獨蒜蘭 *Pleione yunnanensis* Rolfe 的乾燥假鱗莖。前者習稱「毛慈姑」，後二者習稱「冰球子」。夏、秋二季採挖，除去地上部分及泥沙，分開大小置沸水鍋中蒸煮至透心，乾燥。

【性狀鑑別】

毛慈姑：呈不規則扁球形或圓錐形，頂端漸突起，基部有鬚根痕。長1.8～3cm，膨大部直徑1～2cm。表面黃棕色或棕褐色，有縱皺紋或縱溝，中部有2～3條微突起的環節，節上有鱗

片葉乾枯腐爛後留下的絲狀纖維。質堅硬，難折斷，斷面灰白色或黃白色，略呈角質。氣微，味淡，帶黏性。

冰球子：呈圓錐形，瓶頸狀或不規則團塊，直徑1～2cm，高1.5～2.5cm。頂端漸尖，尖端端頭處呈盤狀，基部膨大且圓平，中央凹入，有1～2cm，高1.5～2.5cm。頂端漸尖，尖端端頭處呈盤狀，基部膨大且圓平，中央凹入，有1～2條環節，多偏向一側。撞去外皮者表面黃白色，帶表皮者淺棕色，光滑，有不規則皺紋。斷面淺黃色，角質半透明。

以個大、飽滿、斷面黃白色、質堅實者為佳。

【用法用量】煎服，3～9g。外用適量。

【藥理作用】降壓作用，抗癌作用。

地 錦 草

【別名】地錦、猢猻頭草。

【來源】大戟科植物地錦 *Euphorbia. humifusa* Willd.或斑地錦 *Euphorbia maculate* L.的乾燥全草。夏、秋二季採收，除去雜質，曬乾。

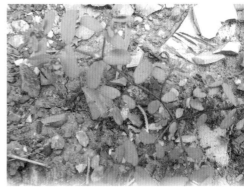

地錦 *Euphorbia.humifusa* Willd.

【性狀鑒別】

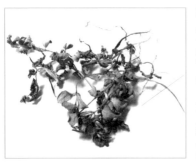

地錦：常皺縮捲曲，根細小。莖細，呈叉狀分枝，表面帶紫紅色，光滑無毛或疏生白色細柔毛；質脆，易折斷，斷面黃白色，中空。單葉對生，具淡紅色短柄或幾無柄；葉片多皺縮或已脫落，展平後呈長橢圓形，長5～10mm，寬4～6mm；綠色或帶紫紅色，通常無毛或疏生細柔毛；先端鈍圓，基部偏斜，邊緣具小鋸齒或呈微波

狀。杯狀聚傘花序腋生，細小。蒴果三棱狀球形，表面光滑。種子細小，卵形，褐色。氣微，味微澀。

　　斑地錦：葉上表面具紅斑。蒴果被稀疏白色短柔毛。

　　【用法用量】煎服，9～20g。外用適量。

　　【藥理作用】抗病原微生物，止血。

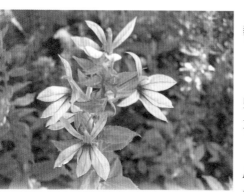

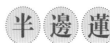

半　邊　蓮

　　【別名】急解索、細米草、蛇舌草、魚尾花、半邊花、小蓮花草、腹水草。

　　【來源】桔梗科植物半邊蓮 *Lobelia chinensis* Lour. 的乾燥全草。夏季採收，除去泥沙，洗淨，曬乾。

　　【性狀鑒別】本品常纏結成團。根莖極短，直徑1～2mm；表面淡棕黃色，平滑或有細縱紋。根細小，黃色，側生纖細鬚根。莖細長，有分枝，灰綠色，節明顯，有的可見附生的細根。葉互生，無柄，葉片多皺縮，綠褐色，展平後葉片呈狹披針形，長1～2.5cm，寬0.2～0.5cm，邊緣具疏而淺的齒或全緣。花常脫落，花梗細長，花小，單生於葉腋，花冠基部筒狀，上部5裂，偏向一邊，淺紫紅色，花冠筒內有白色茸毛。氣微特異，味微甘而辛。以乾燥、葉綠、根黃、無泥雜者為佳。

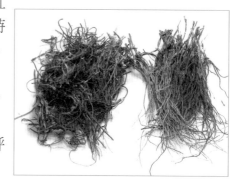

　　【用法用量】煎服，9～15g。外用適量。

　　【藥理作用】利尿，興奮呼吸，解蛇毒。

生 地 黃

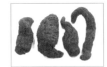

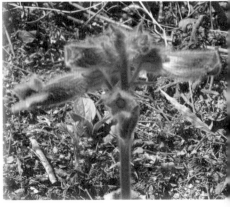

【別名】乾地黃、原生地、乾生地。

【來源】玄參科植物地黃 *Rehmannia glutinosa* Libosch. 的乾燥塊根。

【性狀鑑別】本品多呈不規則的團塊狀或長圓形，中間膨大，兩端稍細，有的細小，長條狀，稍扁而扭曲，長6～12cm，直徑2～6cm。表面棕黑色或棕灰色，極皺縮，具不規則的橫曲紋。體重，質較軟而韌，不易折斷，斷面棕黑色或烏黑色，有光澤，具黏性。氣微，味微甜。以塊大、體重、斷面烏黑色者為佳。

【用法用量】煎服，10～15g。

【藥理作用】免疫抗炎，抗衰老，補血、滋陰作用，活血止血，中樞鎮靜，抗腫瘤。

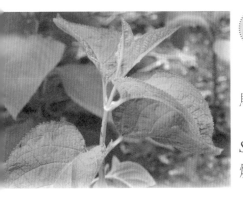

玄 參

【別名】重台、玄台、鹹、逐馬、馥草。

【來源】玄參科植物玄參 *Scrophularia ningpoensis* Hemsl.的乾燥根。

【性狀鑑別】本品呈類圓柱形，中間略粗或上粗下細，有的微彎曲，長6～20cm，直徑1～3cm。表面灰黃色或灰褐色，有不規則的縱溝、橫長皮孔樣突起及稀疏的橫裂紋和鬚根痕。質堅實，不易折斷，斷面黑

色，微有光澤。氣特異似焦糖，味甘、微苦。以條粗壯、堅實、斷面烏黑色者為佳。

【用法用量】煎服，9～15g。

【藥理作用】抗菌，抗炎，抗血小板聚集，降壓。

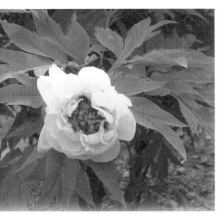

牡 丹 皮

【別名】牡丹根皮、丹皮、丹根。

【來源】毛茛科植物牡丹 *Paeonia suffruticosa* Andr. 的乾燥根皮。秋季採挖根部，除去細根和泥沙，剝取根皮，曬乾或刮去粗皮，除去木心，曬乾。前者習稱連丹皮；後者習稱刮丹皮。

【性狀鑒別】

連丹皮：本品呈筒狀或半筒狀，有縱剖開的裂縫，略向內捲曲或張開，長 5～20cm，直徑 0.5～1.2cm，厚 0.1～0.4cm。外表面灰褐色或黃褐色，有多數橫長皮孔樣突起及細根痕，栓皮脫落處粉紅色；內表面淡灰黃色或淺棕色，有明顯的細縱紋，常見發亮的結晶。質硬而脆，易折斷，斷面較平坦，淡粉紅色，粉性，氣芳香，味微苦而澀。

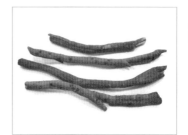

刮丹皮：外表面有刮刀傷痕，表面紅棕色或淡灰黃色，有多數橫長的皮孔痕及圓形細根痕，有時可見灰褐色斑點狀殘存外皮。

以條粗長、皮厚、無木心、斷面白

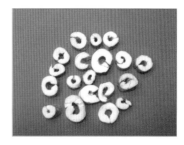

色、粉性足、結晶多、香氣濃者為佳。

【性味歸經】苦、辛，微寒。歸心、肝、腎經。

【功能主治】清熱涼血，活血化瘀。用於溫毒發斑，吐血衄血，夜熱早涼，無汗骨蒸，經閉痛經，癰腫瘡毒，跌撲傷痛。

【用法用量】煎服，6～12g。血虛有寒、月經過多及孕婦不宜用。

【藥理作用】抗炎，抗菌，抗血栓及動脈粥樣硬化，抗心肌缺血及心律失常，降壓，中樞抑制。

【有效驗方】①婦人惡血攻聚上面，多怒：牡丹皮15g，乾漆（燒煙盡）15g。水煎服。②胎前衄血：丹皮、黃芩、蒲黃、白芍、側柏葉。早米糊為丸，空心白湯下百丸。③下部生瘡，已決洞者：牡丹方寸匕，日三服。④金瘡內漏，血不出：牡丹皮為散，水服三指撮。

赤 芍

【別名】紅芍藥、草芍藥、赤芍藥。

【來源】毛茛科植物芍藥 *Paeonia lactiflora* Pall. 或川赤芍 *Paeonia veitchii* Lynch 的乾燥根。

【性狀鑑別】本品呈圓柱形，稍彎曲，長5～40cm，直徑

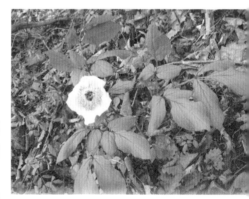

芍藥 *Paeonia lactiflora* Pall.

0.5～3cm。表面棕褐色，粗糙，有縱溝和皺紋，並有鬚根痕和橫長的皮孔樣突起，有的外皮易脫落。質硬而脆，易折斷，斷面粉白色或粉紅色，皮部窄，木部放射狀紋理明顯，有的有裂隙。氣微香，味微苦、酸澀。以根粗壯、斷面粉白色、粉性大者為佳。

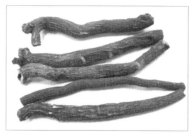

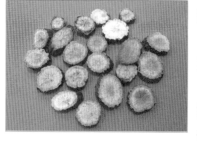

【性味歸經】苦，微寒。歸肝經。

【功能主治】清熱涼血，散瘀止痛。用於熱入營血，溫毒發斑，吐血衄血，目赤腫痛，肝鬱脅痛，閉經痛經，癥瘕腹痛，跌撲損傷，癰腫瘡瘍。

【用法用量】煎服，6～12g。血寒經閉不宜用。反藜蘆。

【藥理作用】增加冠狀動脈血流量，抗血栓形成和動脈粥樣硬化，抗菌抗炎，抗腦缺血；赤芍苷有鎮痛、鎮靜、抗痙、抗腫瘤等多種作用。

【有效驗方】

①血崩不止，赤白帶下：香附、赤芍藥。水煎服。

②赤痢腹痛：赤芍藥60g，黃柏60g；水煎服。

③急性乳腺炎：赤芍30～60g，生甘草6g。水煎服。

紫 草

【別名】茈草、紫丹、地血、紫草茸、鴉銜草。

【來源】紫草科植物新疆紫草 *Arnebia euchroma*（Royle）Johnst. 或內蒙古紫草 *Arnebia guttata* Bunge 的乾燥根。

【性狀鑑別】

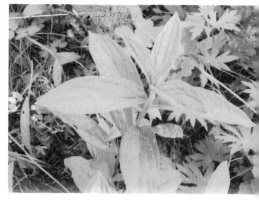

內蒙古紫草 *Arnebia guttata Bunge*

新疆紫草（軟紫草）：呈不規則的長圓柱形，多扭曲，長7～20cm，直徑1～2.5cm。表面紫紅色或紫褐色，皮部疏鬆，

呈條形片狀，常10餘層重疊，易剝落。頂端有的可見分枝的莖殘基。體輕，質鬆軟，易折斷，斷面不整齊，木部較小，黃白色或黃色。氣特異，味微苦、澀。

內蒙古紫草：呈圓錐形或圓柱形，扭曲，長6～20cm，直徑0.5～4cm。根頭部略粗大，頂端有殘莖1或多個，被短硬毛。表面紫紅色或暗紫色，皮部略薄，常數層相疊，易剝落。質硬而脆，易折斷，斷面較整齊，皮部紫紅色，木部較小，黃白色。氣特異，味澀。

均以條粗大、色紫、皮厚者為佳。

【性味歸經】甘、鹹，寒。歸心、肝經。

【功能主治】清熱涼血，活血解毒，透疹消斑。用於血熱毒盛，斑疹紫黑，麻疹不透，瘡瘍，濕疹，水火燙傷。

【用法用量】煎服，5～10g。外用適量，熬膏或用植物油浸泡塗搽。

【藥理作用】抗菌抗病毒，抗炎，抗癌，止血，解熱作用。

【有效驗方】①斑疹：鉤藤、紫草茸各等分。溫酒服。②瘡疹初出：紫草60g，陳橘皮30g。水煎服。③癰疽便閉：紫草、瓜蔞各等分。水煎服。④嬰兒臀部皮炎，成人外陰濕疹、陰道炎、子宮頸炎：採用2%、10%、20%、40%紫草菜油浸劑，或用紫草乙醚提出物配成1%菜油製劑，局部應用。

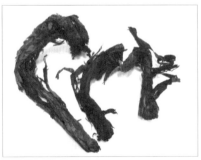
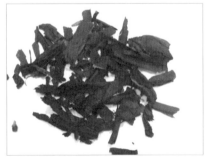

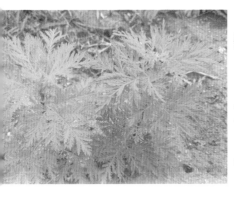

青蒿

【別名】蒿、草蒿、方潰、三更草、野蘭蒿。

【來源】菊科植物黃花蒿 *Artemisia annua* L. 的乾燥地上部分。

【性狀鑒別】本品莖呈圓柱形，上部多分枝，長30～80cm，直徑0.2～0.6cm；表面黃綠色或棕黃色，具縱棱線；質略硬，易折斷，斷面中部有髓。葉互生，暗綠色或棕綠色，捲縮易碎，完整者展平後為三回羽狀深裂，裂片和小裂片矩圓形或長橢圓形，兩面被短毛。氣香特異，味微苦。以色綠、葉多、香氣濃者為佳。

【用法用量】6～12g，後下。

【藥理作用】抗瘧，抗腫瘤，抗血吸蟲，鎮痛解熱，抗菌抗病毒。

地骨皮

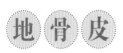

【別名】地節、苟起根、枸杞根皮、紅耳墮根、狗奶子根皮。

【來源】茄科植物枸杞 *Lycium chinense* Mill. 或寧夏枸杞 *Lycium barbarum* L. 的乾燥根皮。

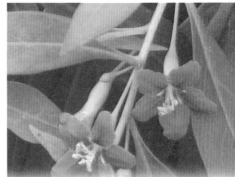

枸杞 *Lycium chinense* Mill.

【性狀鑒別】本品呈筒狀或槽狀，長3～10cm，寬0.5～1.5cm，厚0.1～0.3cm。外表面灰黃色至棕黃色，粗糙，有不規則縱裂紋，易成鱗片狀剝落。內表面黃白色至灰黃色，較平坦，有細縱紋。體輕，質脆，易折斷，斷面不平坦，外層黃棕色，內層灰白色。氣微，味微甘而後

苦。以塊大、肉厚、無木心者為佳。

【用法用量】煎服，9～15g。脾胃虛弱，腸道滑瀉者忌服。

【藥理作用】解熱，降壓，降血糖，調血脂；抗菌、抗病毒，興奮子宮。

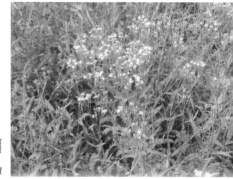

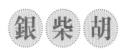
銀 柴 胡

【別名】銀胡、山馬踏菜根、牛肚根、沙參兒、土參。

【來源】石竹科植物銀柴胡 *Stellaria dichotoma* L. var. *lanceolata* Bge. 的乾燥根。

【性狀鑑別】

野生品：本品呈類圓柱形，偶有分枝，長15～40cm，直徑0.5～2.5cm。表面淺棕黃色至淺棕色，有扭曲的縱皺紋和支根痕，多具孔穴狀或盤狀凹陷，習稱「砂眼」，從砂眼處折斷可見棕色裂隙中有細砂散出。根頭部略膨大，有密集的呈疣狀突起的芽苞、莖或根莖的殘基，習稱「珍珠盤」。質硬而脆，易折斷，斷面不平坦，較疏鬆，有裂隙，皮部甚薄，木部有黃、白色相間的放射狀紋理。氣微，味甘。

栽培品：有分枝，下部多扭曲，直徑0.6～1.2cm。表面淺棕黃色或淺黃棕色，縱皺紋細膩明顯，細支根痕多呈點狀凹陷。幾無砂眼。根頭部有多數疣狀突起。折斷面質地較緊密，幾無裂隙，略呈粉性，木部放射狀紋理不甚明顯。味微甜。

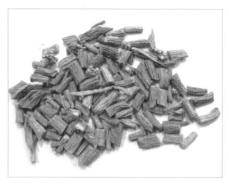

以根長均勻、外皮淡棕黃色、斷面黃白色者為佳。

【性味歸經】甘，微寒。歸肝、胃經。

【功能主治】清虛熱，除疳熱。用於陰虛發熱，骨蒸勞熱，小兒疳熱。

【用法用量】煎服，3～10g。外感風寒、血虛無熱者忌用。

【藥理作用】解熱，臨床常用銀柴胡複方治療小兒疳積發熱、陰虛潮熱及久病發熱等療效滿意。

【有效驗方】①**骨蒸勞熱**：銀柴胡4.5g，胡黃連、秦艽、鱉甲、地骨皮、青蒿、知母各3g，甘草1.5g；水煎服。②**溫證潮熱**：銀柴胡6g，鱉甲9g。水煎服。③**過敏性蕁麻疹**：防風10g，銀柴胡10g，烏梅10g，五味子10g。水煎服，每天一劑，早、晚服。

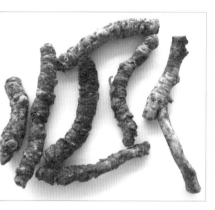

胡 黃 連

【別名】割孤露澤、胡連。

【來源】玄參科植物胡黃連 *Picrorhiza scrophulariiflora* Pennell 的乾燥根莖。

【性狀鑑別】本品呈圓柱形，略彎曲，偶有分枝，長3～12cm，直徑0.3～1cm。表面灰棕色至暗棕色，粗糙，有較密的環狀節，具稍隆起的芽痕或根痕，上端密被暗棕色鱗片狀的葉柄殘基。體輕，質硬而脆，易折斷，斷面略平坦，淡棕色至暗棕色，木部有4～10個類白色點狀維管束排列成環。氣微，味極苦。以條粗、折斷時有粉塵、斷面灰黑色、苦味濃者為佳。

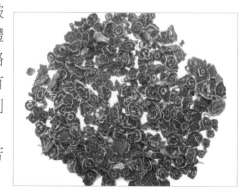

【用法用量】煎服，0.5～9g。脾胃虛寒者慎用。

【藥理作用】抗菌，保肝利膽，擴張支氣管平滑肌和內臟平滑肌。

【別名】春草、芒草、白微、骨美、龍膽白薇。

【來源】蘿藦科植物白薇 *Cynanchum atratum* Bge. 或蔓生白薇 *Cynanchum versicolor* Bge. 的乾燥根及根莖。

【性狀鑑別】本品根莖粗短，有結節，多彎曲。上面有圓

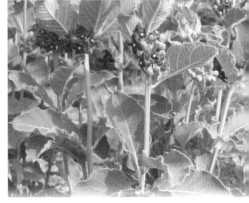

白薇 *Cynanchum atratum* Bge.

形的莖痕，下面及兩側簇生多數細長的根，根長10～25cm，直徑0.1～0.2cm。表面棕黃色。質脆，易折斷，斷面皮部黃白色，木部黃色。氣微，味微苦。以根粗長、色棕黃者為佳。

【用法用量】煎服，5～10g。脾胃虛寒者慎用。

【藥理作用】強心作用，祛痰和平喘作用。

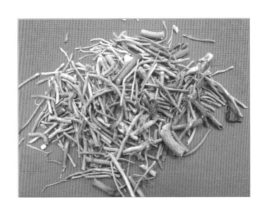

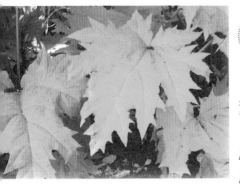

掌葉大黃 *Rheum palmatum* L.

大　黃

【別名】膚如、將軍、錦紋大黃、川軍、峻。

【來源】蓼科植物掌葉大黃 *Rheum palmatum* L.、唐古特大黃 *Rheum tanguticum* Maxim.ex Balf. 或藥用大黃 *Rheum officinale Baill.* 的乾燥根和根莖。

【性狀鑒別】本品呈類圓柱形、圓錐形、卵圓形或不規則塊狀，長3～17cm，直徑3～10cm。除盡外皮者表面黃棕色至紅棕色，有的可見類白色網狀紋理及星點（異型維管束）散在，殘留的外皮棕褐色，多具繩孔及粗皺紋。質堅實，有的中心稍鬆軟，斷面淡紅棕色或黃棕色，顯顆粒性；根莖髓部寬廣，有星點環列或散在；根木部發達，具放射狀紋理，形成層環明顯，無星點。氣清香，味苦而微澀，嚼之黏牙，有沙粒感。以個大、質堅實、氣清香、味苦而微澀者為佳。

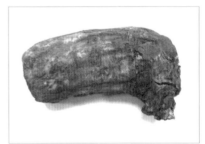

【性味歸經】苦、寒。歸脾、胃、大腸、肝、心包經。

【功能主治】瀉下攻積，清熱瀉火，涼血解毒，逐瘀通經，利濕退黃。用於實熱積滯便秘，血熱吐衄，目赤咽腫，癰腫疔瘡，腸癰腹痛，瘀血經閉，產後瘀阻，跌打損傷，濕熱痢疾，黃疸尿赤，淋證，水腫；外治燒燙傷。酒大黃善清上焦血分熱毒。

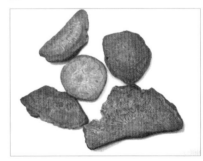

用於目赤咽腫，齒齦腫痛。熟大黃瀉下力緩，瀉火解毒。用於火毒瘡瘍。大黃炭涼血化瘀止血。用於血熱有瘀出血症。

【用法用量】煎服，3～15g；用於瀉下不宜久煎。外用適量，研末敷於患處。

【藥理作用】瀉下作用，改善腎功能，止血作用，抗菌消炎作用，保肝利膽作用，中樞解熱。

【有效驗方】①**腹滿痛，譫語潮熱**：大黃120g，厚朴150g，枳實5枚，芒硝20g。水煎服。②**大便秘結**：大黃60g，牽牛子15g。蜜湯調下。③**熱病狂語**：川大黃150g。雪水煎如膏，以冷水調服。④**心氣不足，吐血衄血**：大黃60g，黃連、黃芩各30g。水煎服。

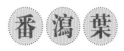

番 瀉 葉

【別名】瀉葉、泡竹葉。

【來源】豆科植物狹葉番瀉 *Cassia angustifolia* Vahl 或尖葉番瀉 *Cassia acutifolia* Delile 的乾燥小葉。

【性狀鑒別】

狹葉番瀉：呈長卵形或卵狀披針形，長1.5～5cm，寬0.4～2cm，葉端急尖，葉基稍不對稱，全緣。上表面黃綠色，下表面淺黃綠色，無毛或近無毛，葉脈稍隆起。革質。氣微弱而特異，味微苦，稍有黏性。

尖葉番瀉：呈披針形或長卵形，略捲曲，葉端短尖或微突，葉基不對稱，兩面均有細短毛茸。

以葉片大、完整、色綠、梗少、無泥沙雜質者為佳。

【用法用量】煎服，2～6g，後下，或開水泡服。

【藥理作用】瀉下，抗菌，止血。

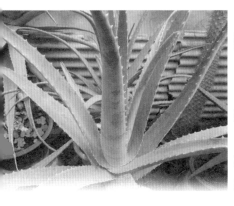

 蘆薈

【別名】盧會、訥會、象膽、奴會、勞偉。

【來源】本品為百合科植物庫拉索蘆薈 *Aloe barhadensis* Miller 葉的汁液濃縮乾燥物。

【性狀鑑別】本品呈不規則塊狀，常破裂為多角形，大小不一。表面呈暗紅褐色或深褐色，無光澤。體輕，質硬，不易破碎，斷面粗糙或顯麻紋。富吸濕性。有特殊臭氣，味極苦。以色黑綠或棕黑、質脆、有光澤、氣味濃者為佳。

【用法用量】煎服，2～5g，宜入丸、散。外用適量，研末敷患處。

【藥理作用】保肝，瀉下，抗炎抗菌，抗腫瘤。

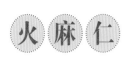 火麻仁

【別名】麻子、麻子仁、大麻子、大麻仁、白麻子。

【來源】桑科植物大麻 *Cannabis sativa* L. 的乾燥成熟種子。

【性狀鑑別】本品呈卵圓形，長 4～5.5mm，直徑 2.5～4mm。表面灰綠色或灰黃色，有微細的白色或棕色網紋，兩邊有棱，頂端略尖，基部有 1 圓形果梗痕。果皮薄而脆，易破碎。種皮綠色，子葉 2，乳白色，富油性。氣微，味淡。以顆粒飽滿、種仁色乳白者為佳。

【用法用量】煎服，10～15g，打碎入煎。

【藥理作用】緩瀉，降壓，調血脂。

【別名】鬱子、鬱里仁、李仁肉。

【來源】本品為薔薇科植物歐李 *Prunus humilis* Bge.、鬱李 *Prunus japonica* Thunb.或長柄扁桃 *Prunus pedunculata* Maxim.的乾燥成熟種子。前兩種習稱「小李仁」，後一種習稱「大李仁」。

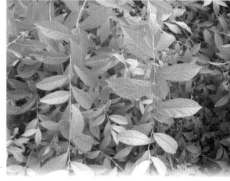

鬱李 *Prunus japonica* Thunb.

【性狀鑑別】

小李仁：呈卵形，長5～8mm，直徑3～5mm。表面黃白色或淺棕色，一端尖，另端鈍圓。尖端一側有線形種臍，圓端中央有深色合點，自合點處向上具多條縱向維管束脈紋。種皮薄，子葉2，乳白色，富油性。氣微，味微苦。

大李仁：長6～10mm，直徑5～7mm。表面黃棕色。

均以顆粒飽滿、完整、淺黃白色、不泛油者為佳。

【用法用量】煎服，6～10g。孕服慎用。

【有效驗方】瀉下，止咳、祛痰、平喘，抗炎、鎮痛。

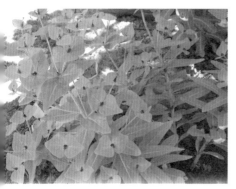

【別名】主田、鬼丑、陵澤、腫手花根。

【來源】本品為大戟科植物甘遂 *Euphorbia kansui* T. N. Liou ex T. P. Wang的乾燥塊根。

【性狀鑒別】本品呈橢圓形、長圓柱形或連珠形，長1～5cm，直徑0.5～2.5cm。表面類白色或黃白色，凹陷處有棕色外皮殘留。質脆，易折斷，斷面粉性，白色，木部微顯放射狀紋理；長圓柱狀者纖維性較強。氣微，味微甘而辣。以肥大、色白、粉性足為佳。

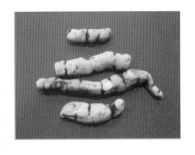

【用法用量】0.5～1.5g，炮製後多入丸、散用。外用適量，生用。

【藥理作用】瀉下，抗生育，免疫抑制，鎮痛。

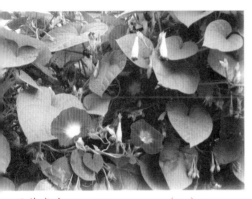

圓葉牽牛 *Pharbitis purpurea*（L.）Voigt

牽牛子

【別名】草金鈴、黑牽牛、白牽牛、黑丑、白丑。

【來源】旋花科植物裂葉牽牛 *Pharbitis nil*（L.）Choisy 或圓葉牽牛 *Pharbitis purpurea*（L.）Voigt 的乾燥成熟種子。

【性狀鑒別】本品似橘瓣狀，長4～8mm，寬3～5mm。表面灰黑色或淡黃白色，背面有一條淺縱溝，腹面棱線的下端有一點狀種臍，微凹。質硬，橫切面可見淡黃色或黃綠色皺縮折疊的子葉，微顯油性。氣微，味辛、苦，有麻舌感。以顆粒飽滿者為佳。

【用法用量】煎服，3～6g。入丸、散服，每次1.5～3g。

【藥理作用】瀉下，利尿，興奮平滑肌，驅蟲。

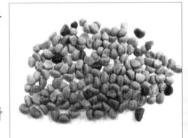

京大戟

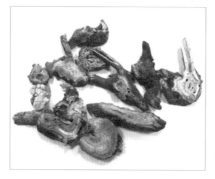

【別名】下馬仙。

【來源】大戟科植物大戟 *Euphorbia pekinensis* Rupr. 的乾燥根。

【性狀鑑別】本品呈不整齊的長圓錐形，略彎曲，常有分枝，長10～20cm，直徑1.5～4cm。表面灰棕色或棕褐色，粗糙，有縱皺紋、橫向皮孔樣突起及支根痕。頂端略膨大，有多數莖基及芽痕。質堅硬，不易折斷，斷面類白色或淡黃色，纖維性。氣微，味微苦澀。以條粗，斷面白色者為佳。

【用法用量】煎服，1.5～3g。入丸、散服，每次1g；內服醋製用。外用適量、生用。

【藥理作用】具有對瀉下、鎮痛作用，對心血管系統有抑制作用，可興奮妊娠離體子宮。

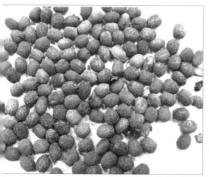

千金子

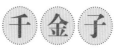

【別名】千兩金、菩薩豆、續隨子、聯步、灘板救。

【來源】大戟科植物續隨子 *Euphorbia lathyris* L. 的乾燥成熟種子。

【性狀鑑別】本品呈橢圓形或倒卵形，長約5mm，直徑約4mm。表面

灰棕色或灰褐色，具不規則網狀皺紋，網孔凹陷處灰黑色，形成細斑點。一側有縱溝狀種脊，頂端為突起的合點，下端為線形種臍，基部有類白色突起的種阜或具脫落後的疤痕。種皮薄脆，種仁白色或黃白色，富油質。氣微，味辛。以粒飽滿、種仁白色、油性足者為佳。

【用法用量】1～2g，去殼，去油用，多入丸、散服。外用適量，搗爛敷患處。

【藥理作用】致瀉，催眠，鎮痛，抗炎，抗腫瘤，抗菌。

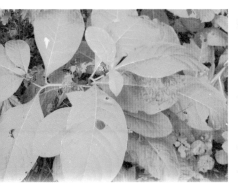

商陸*Phytolacca acinosa* Roxb.

【別名】山蘿蔔、狗頭三七、牛蘿蔔、牛大黃。

【來源】商陸科植物商陸*Phytolacca acinosa* Roxb. 或垂序商陸*Phytolacca americana* L.的乾燥根。

【性狀鑑別】本品為橫切或縱切的不規則塊片，厚薄不等。外皮灰黃色或灰棕色。橫切片彎曲不平，邊緣皺縮，直徑2～8cm；切面淺黃棕色或黃白色，木部隆起，形成數個突起的同心形環輪。縱切片彎曲或捲曲，長5～8cm，寬1～2cm，木部呈平行條狀突起。質硬。氣微，味稍甜，久嚼麻舌。以塊大、色白、有粉性、環紋明顯者為佳。

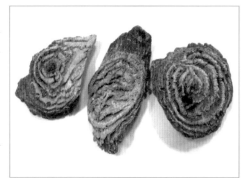

【用法用量】煎服，3～9g。外用適量，煎湯薰洗。

【藥理作用】抗腎炎，祛痰，抗炎，免疫誘導。

芫 花

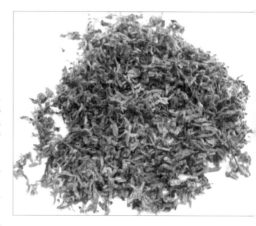

【別名】紫芫花。

【來源】瑞香科植物芫花 *Daphne genkwa* Sieb. et Zucc.的乾燥花蕾。

【性狀鑑別】本品常3～7朵簇生於短花軸上，基部有苞片1～2片，多脫落為單朵。單朵呈棒槌狀，多彎曲，長1～1.7cm，直徑約1.5mm；花被筒表面淡紫色或灰綠色，密被短柔毛，先端4裂，裂片淡紫色或黃棕色。質軟。氣微，味甘、微辛。以花未開放而整齊、色淡紫色者為佳。

【用法用量】煎服，1.5～3g。醋芫花研末吞服，1次0.6～0.9g，1日1次。外用適量。

【藥理作用】利尿，輕瀉，鎮咳祛痰，抗菌，強心、擴冠、抗心律失常，中樞鎮靜鎮痛。

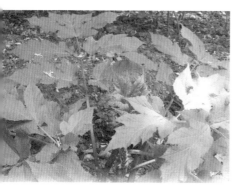

  獨　活

【別名】川獨活、西獨活、香獨活。

【來源】傘形科植物重齒毛當歸 *Angelica pubescens* Maxim. f. *biserrata* Shan et Yuan 的乾燥根。

【性狀鑑別】本品根略呈圓柱形，下部2～3分枝或更多，長10～30cm。根頭部膨大，圓錐狀，多橫皺紋，直徑1.5～3cm，頂端有莖、葉的殘基或凹陷。表面灰褐色或棕褐色，具縱皺紋，有橫長皮孔樣突起及稍突起的細根痕。質較硬，受潮則變軟，斷面皮部灰白色，有多數散在的棕色油室，木部灰黃色至黃棕色，形成層環棕色。有特異香氣，味苦、辛、微麻舌。以根條粗壯、油潤、香氣濃者為佳。

【用法用量】煎服，3～10g。

【藥理作用】抗炎和鎮痛，抗血小板聚集和抗血栓，抗心律失常。

  木　瓜

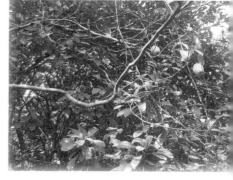

【別名】皺皮木瓜、木瓜實、鐵腳梨。

【來源】薔薇科植物貼梗海棠 *Chaenomeles speciosa*（Sweet）Nakai 的乾燥近成熟果實。

【性狀鑑別】本品長圓形，多縱剖成兩半，長4～9cm，寬2～5cm，厚1～2.5cm。外表面紫紅色或紅棕色，有不規則的深皺紋；剖面邊緣向內捲曲，果肉紅棕色，中心部分凹陷，棕黃

色；種子扁長三角形，多脫落。質堅硬。氣微清香，味酸。以外皮皺縮、肉厚、內外紫紅色、質堅實、味酸者為佳。

【用法用量】煎服，6～9g。

【藥理作用】保肝，抗菌，抗腫瘤，免疫抑制，改善微循環，抗炎。

蘄　蛇

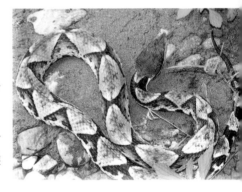

【別名】祁蛇、白花蛇、五步蛇、棋盤蛇、百步蛇。

【來源】蝰科動物五步蛇 *Agkistrodon acutus*（Guenther）的乾燥體。

【性狀鑑別】本品捲呈圓盤狀，盤徑17～34cm，體長可達2m。頭在中間稍向上，呈三角形而扁平，吻端向上，習稱「翹鼻頭」。上齶有管狀毒牙，中空尖銳。背部兩側各有黑褐色與淺棕色組成的「V」形斑紋17～25個，其「V」形的兩上端在背中線上相接，習稱「方勝紋」，有的左右不相接，呈交錯排列。腹部撐開或不撐開，灰白色，鱗片較大，有黑色類圓形的斑點，習稱「連珠斑」；腹內壁黃白色，脊椎骨的棘突較高，呈刀片狀上突，前後椎體下突基本同形，多為彎刀狀，向後傾斜，尖端明顯超過椎體後隆面。尾部驟細，末端有三角形深灰色的角質鱗片1枚。氣腥，味微鹹。以頭尾齊全、條大、花紋明顯、內壁潔淨者為佳。

【性味歸經】甘、鹹，溫；有毒。歸肝經。

【功能主治】祛風，通絡，止痙。用於風濕頑痹，麻木拘攣，中風口眼喎斜，半身不遂，抽搐痙攣，破傷風，麻風，疥

癬。

【用法用量】煎服，3～9g；研末吞服，1次1～1.5g，1日2～3次。

【藥理作用】抗凝血。

【有效驗方】①頭痛：蘄蛇60g，蒺藜子、蔓荊子各30g，白附子5枚，蓽澄茄20枚。研為散，薄荷自然汁和溫酒調下。②四肢無力，手足舉動不快：蘄蛇30g，天麻、狗脊各60g。為末，酒1L浸之，重湯煮為膏，入生薑汁同煎，好酒或白湯化下。③破傷風，項頸緊硬，身體強直：蜈蚣1條，烏蛇、白花蛇各6cm。為散，煎酒小沸調服。④坐骨神經痛：蘄蛇、全蠍、蜈蚣各等分。研末服，每天3g。⑤風濕性或類風濕性關節炎：蘄蛇12g，羌活6g，紅花9g，防風3g，天麻6g，五加皮6g，當歸6g，秦艽6g。白糖90g，製成1kg藥酒，口服。

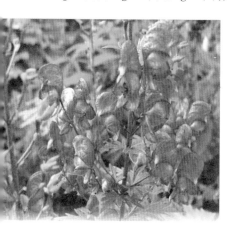

【別名】川烏頭。

【來源】毛茛科植物烏頭 *Aconitum carmichaelii* Debx. 的乾燥母根。

【性狀鑒別】本品呈不規則的圓錐形，稍彎曲，頂端常有殘莖，中部多向一側膨大，長2～7.5cm，直徑1.2～2.5cm。表面棕褐色或灰棕色，皺縮，有小瘤狀側根及子根脫離後的痕跡。質堅實，斷面類白色或淺灰黃色，形成層環紋呈多角形。氣微，味辛辣、麻舌。以飽滿、質堅實、斷面色白、有粉性者為佳。

【用法用量】一般炮製後用，煎服，3～9g。

【藥理作用】抗炎，鎮痛。

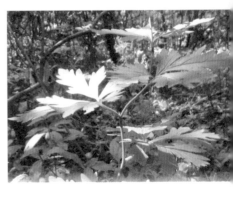

草烏

【別名】烏頭、毒公、草烏頭、竹節烏頭、金鴉。

【來源】毛茛科植物北烏頭 *Aconitum kusnezoffii* Reichb.的乾燥塊根。

【性狀鑑別】本品呈不規則長圓錐形，略彎曲，長2～7cm，直徑0.6～1.8cm。頂端常有殘莖和少數不定根殘基，有的頂端一側有一枯萎的芽，一側有一圓形或扁圓形不定根殘基。表面灰褐色或黑棕褐色，皺縮，有縱皺紋、點狀鬚根痕及數個瘤狀側根。質硬，斷面灰白色或暗灰色，有裂隙，形成層環紋多角形或類圓形，髓部較大或中空。氣微，味辛辣、麻舌。以個大、質堅實、斷面色白、粉性足者為佳。

【用法用量】一般炮製後用，煎服，3～9g。

【藥理作用】鎮痛，抗炎，局部麻醉，強心。

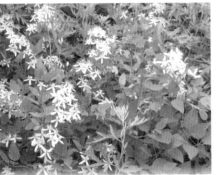

東北鐵線蓮 *Clematis manshurica* Rupr.

威靈仙

【別名】鐵腳威靈仙、九草階、黑骨頭、鐵杆威靈仙、老虎鬚。

【來源】毛茛科植物威靈仙 *Clematis chinensis* Osbeck、棉團鐵線蓮 *Clematis hexapetala* Pall.或東北鐵線蓮 *Clematis manshurica* Rupr.的乾燥根和根莖。

【性狀鑑別】

威靈仙：根莖呈柱狀，長1.5～10cm，直徑0.3～1.5cm；表

面淡棕黃色；頂端殘留莖基；質較堅韌，斷面纖維性；下側著生多數細根。根呈細長圓柱形，稍彎曲，長7～15cm，直徑0.1～0.3cm；表面黑褐色，有細縱紋，有的皮部脫落，露出黃白色木部；質硬脆，易折斷，斷面皮部較廣，木部淡黃色，略呈方形，皮部與木部間常有裂隙。氣微，味淡。

棉團鐵線蓮：根莖呈短柱狀，長1～4cm，直徑0.5～1cm。根長4～20cm，直徑0.1～0.2cm；表面棕褐色至棕黑色；斷面木部圓形。味鹹。

東北鐵線蓮：根莖呈柱狀，長1～11cm，直徑0.5～2.5cm。根較密集，長5～23cm，直徑0.1～0.4cm；表面棕黑色；斷面木部近圓形。味辛辣。

均以根較粗長、色黑或棕黑色、無地上殘基者為佳。

【性味歸經】辛、鹹，溫。歸膀胱經。

【功能主治】祛風濕，通經絡。用於風濕痹痛，肢體麻木，筋脈拘攣，屈伸不利。

【用法用量】煎服，6～10g。治骨哽可用30～50g。

【藥理作用】鎮痛、抗菌、增加膽汁分泌、抗腫瘤。

【有效驗方】①**手足麻痹，時發疼痛；或打撲傷損，痛不可忍，或癱瘓等症**：威靈仙150g，生川烏、五靈脂各120g。為末，醋糊丸，用鹽湯下。②**腰腳疼痛久不瘥**：威靈仙150g。搗細羅為散，溫酒調下。③**腳氣入腹，脹悶喘急**：威靈仙末，每服6g，酒下。

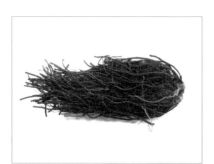
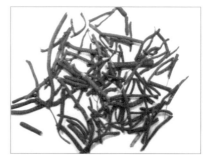

雷 公 藤

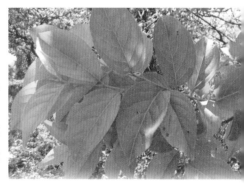

【別名】黃藤根、黃藥、斷腸草、菜蟲藥、南蛇根。

【來源】衛矛科植物雷公藤 *Tripterygium wilfordii* Hook. f. 的根、葉及花。

【性狀鑑別】根圓柱形，扭曲，常具莖殘基。直徑 0.5～3cm，商品常切成長短不一的段塊。表面土黃色至黃棕色，粗糙，具細密縱向溝紋及環狀或半環狀裂隙；栓皮層常脫落，脫落處呈橙黃色。皮部易剝離，露出黃白色的木部。質堅硬，折斷時有粉塵飛揚，斷面纖維性；橫切面木栓層橙黃色，顯層狀；韌皮部紅棕色；木部黃白色，密佈針眼狀孔洞，射線較明顯。根莖性狀與根相似，多平直，有白色或淺紅色髓部。氣微、特異，味苦微辛。

【性味歸經】苦，大毒。歸心、肝經。

【功能主治】殺蟲，消炎，解毒。

【用法用量】本品大毒，內服宜慎。外用適量，搗爛或研末外敷、調擦。外敷不可超過半小時，否則起泡。

【藥理作用】殺蟲作用。

【有效驗方】①**風濕關節炎**：雷公藤根、葉適量。搗爛外敷。②**皮膚發癢**：雷公藤葉適量。搗爛，搽敷。③**腰帶瘡**：雷公藤花、烏藥。研末調搽患處。④**肺結核及其他慢性肺部疾病**：雷公藤根 31.2g。切碎，加水 1000mL，以文火煎至約 500mL，口服，每日 3 次，每次 15～20mL。不宜久服，一般服用 20～30 天後停藥 5～7

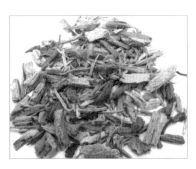

天。⑤**麻風反應**：雷公藤根的木質部 20g。切片，加水 2500 mL，不加蓋文火煎 3～4 小時，取藥液 250mL，早晚分服，3～4 天為一療程。

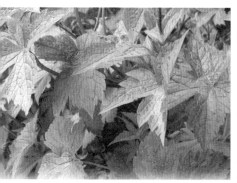

老鶴草 *Geranium wiifordii* Maxim.

老 鶴 草

【別名】老官草、老貫草、天罡草、五葉聯、五齒耙。

【來源】牻牛兒苗科植物牻牛兒苗 *Erodium stephania-num* Willd.、老鶴草 *Geranium wiifordii* Maxim. 或野老鶴草 *Geranium carolinianum* L. 的乾燥地上部分。前者習稱「長嘴老鶴草」，後兩者習稱「短嘴老鶴草」。

【性狀鑒別】

長嘴老鶴草：莖長 30～50cm，直徑 0.3～0.7cm，多分枝，節膨大。表面灰綠色或帶紫色，有縱溝紋和稀疏茸毛。質脆，斷面黃白色，有的中空。葉對生，具細長葉柄；葉片捲曲皺縮，質脆易碎，完整者為二回羽狀深裂，裂片披針線形。果實長圓形，長 0.5～1cm。宿存花柱長 2.5～4cm，形似鶴喙，有的裂成 5 瓣，呈螺旋形捲曲。氣微，味淡。

短嘴老鶴草：莖較細，略短。葉片圓形，3 或 5 深裂，裂片較寬，邊緣具缺刻。果實球形，長 0.3～0.5cm。花柱長 1～1.5cm，有的 5 裂向上捲曲呈傘形。野老鶴草葉片掌狀 5～7 深裂，裂片條形，每裂片又 3～5 深裂。

均以色灰綠，花、果多者為佳。

【性味歸經】辛、苦，平。歸肝、腎、脾經。

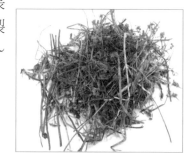

【功能主治】祛風濕，通經絡，止瀉痢。用於風濕痹痛，麻木拘攣，筋骨酸痛，泄瀉痢疾。

【用法用量】煎服，9～15g。

【藥理作用】鎮咳、祛痰，止瀉，抗潰瘍，抗菌，抗病毒，保肝。

【有效驗方】①**筋骨癱瘓**：老鸛草、筋骨草、舒筋草。燉肉服。②**治腰扭傷**：老鸛草根30g，蘇木15g。煎湯，血餘炭9g沖服。③**急慢性腸炎下痢**：牻牛兒苗18g，紅棗4枚。煎濃湯服。④**腸炎，痢疾**：老鸛草30g，鳳尾草30g。水煎服。⑤**急慢性菌痢、急慢性腸炎、阿米巴痢疾**：老鸛草100～150g。水煎服，每日1劑。⑥**痢疾帶菌者及慢性菌痢**：老顴草50g。水煎服，4～6日為一療程。⑦**跌撲損傷**：老顴草150g，紅花50g，桂枝75g，牛膝75g，當歸50g，赤芍50g，白糖2500g，白酒5000g。共製成藥酒，口服。

伸 筋 草

【別名】牛尾菜、大順筋藤、大伸筋。

【來源】石松科植物石松 *Lycopodium japonicum* Thunb. 的乾燥全草。

【性狀鑒別】本品匍匐莖呈細圓柱形，略彎曲，長可達2m，直徑1～3mm，其下有黃白色細根；直立莖作二叉狀分枝。葉密生莖上，螺旋狀排列，皺縮彎曲，線形或針形，長3～5mm，黃綠色至淡黃棕色，無毛，先端芒狀，全緣，易碎斷。質柔軟，斷面皮部淺黃色，木部類白色。氣微，味淡。以莖長、色黃綠者為佳。

【用法用量】煎服，3～12g。

【藥理作用】抗菌，解熱，中樞鎮靜鎮痛。

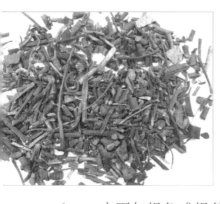

海風藤

【別名】風藤、巴岩香。

【來源】胡椒科植物風藤 *Piper kadsura*（Choisy）Ohwi 的乾燥藤莖。

【性狀鑒別】本品呈扁圓柱形，微彎曲，長 15～60cm，直徑 0.3～2cm。表面灰褐色或褐色，粗糙，有縱向棱狀紋理及明顯的節，節間長 3～12cm，節部膨大，上生不定根。體輕，質脆，易折斷，斷面不整齊，皮部窄，木部寬廣，灰黃色，導管孔多數，射線灰白色，放射狀排列，皮部與木部交界處常有裂隙，中心有灰褐色髓。氣香，味微苦、辛。以香氣濃者為佳。

【用法用量】煎服，6～12g。

【藥理作用】擴張心腦血管，抗血小板活化因數，抗缺氧。

 # 秦艽

【別名】秦膠、秦糾、秦爪、大艽、左寧根。

【來源】龍膽科植物秦艽 *Gentiana macrophylla* PalL.、麻花秦艽 *Gentiana straminea* Maxim.、粗莖秦艽 *Gentiana crassicaulis* Duthie ex

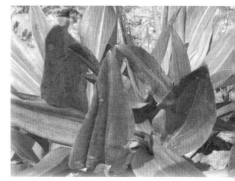

麻花秦艽 *Gentiana straminea* Maxim.

Burk. 或小秦艽 *Gentiana dahurica* Fisch. 的乾燥根。前三種按性狀不同分別習稱「秦艽」和「麻花艽」，後一種習稱「小秦艽」。

【性狀鑒別】

秦艽：呈類圓柱形，上粗下細，扭曲不直，長 10～30cm，直徑 1～3cm。表面黃棕色或灰黃色，有縱向或扭曲的縱皺紋，

頂端有殘存莖基及纖維狀葉鞘。質硬而脆，易折斷，斷面略顯油性，皮部黃色或棕黃色，木部黃色。氣特異，味苦、微澀。

麻花艽：呈類圓錐形，多由數個小根糾聚而膨大，直徑可達7cm。表面棕褐色，粗糙，有裂隙呈網狀孔紋。質鬆脆，易折斷，斷面多呈枯朽狀。

小秦艽：呈類圓錐形或類圓柱形，長8～15cm，直徑0.2～1cm。表面棕黃色。主根通常1個，殘存的莖基有纖維狀葉鞘，下部多分枝。斷面黃白色。

以質實、色棕黃、氣味濃厚者為佳。

【性味歸經】辛、苦，平。歸胃、肝、膽經。

【功能主治】祛風濕，清濕熱，止痹痛，退虛熱。用於風濕痹痛，中風半身不遂，筋脈拘攣，骨節酸痛，濕熱黃疸，骨蒸潮熱，小兒疳積發熱。

【用法用量】煎服，3～10g。

【藥理作用】抗炎作用，抗過敏作用，中樞鎮靜作用。

【有效驗方】①治黃疸：秦艽50g。以上好酒1L，酒絞取汁服。②小便艱難，脹滿悶：秦艽30g。水煎服。③瘡口不合：秦艽為末摻之。

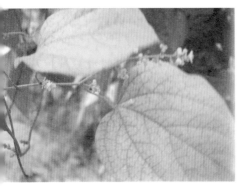

防　己

【別名】解離、載君行、石解。

【來源】防己科植物粉防己 *Stephania tetrandra* S. Moore 的乾燥根。

【性狀鑒別】本品呈不規則圓柱形、半圓柱形或塊狀，多彎曲，長5～10cm，直徑1～5cm。表面淡灰黃色，在彎曲處常有深陷橫溝而成結節狀的瘤塊樣。體重，質堅實，斷面平坦，灰白色，富粉性，有排列較稀疏的放射狀紋理。氣微，味苦。以質堅實、粉性足、去淨外皮者為佳。

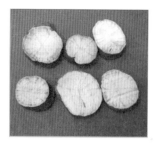

【用法用量】煎服，5～10g。體弱陰虛、胃納不佳者慎用。

【藥理作用】鎮痛，抗炎，抗過敏，抗矽肺，降壓，抗心律失常、抗心室肥厚。

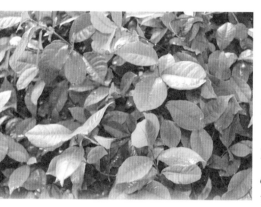

絡 石 藤

【別名】紅對葉腎、白花藤。

【來源】夾竹桃科植物絡石 *Trachelos permum jasminoides*（Lindl.）Lem. 的乾燥帶葉藤莖。

【性狀鑒別】本品莖呈圓柱形，彎曲，多分枝，長短不一，直徑1～5mm；表面紅褐色，有點狀皮孔和不定根；質硬，斷面淡黃白色，常中空。葉對生，有短柄；展平後葉片呈橢圓形或卵狀披針形，長1～8cm，寬0.7～3.5cm；全緣，略反捲，上表面暗綠色或棕綠色，下表面色較淡；革質。氣微，味微苦。以葉多而色綠者為佳。

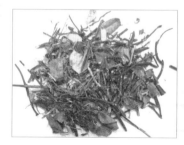

【用法用量】煎服，6～12g。

【藥理作用】抑菌作用，血管擴張、血壓下降。

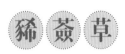

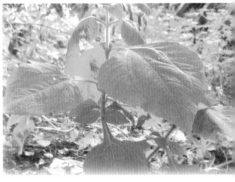

腺梗豨薟 *Siegesbeckia pubescens* Makino

豨薟草

【別名】黃花草、綠薟草、大葉草。

【來源】本品為菊科植物豨薟 *Siegesbeckia orientalis* L.、腺梗豨薟 *Siegesbeckia pubescens* Makino 或毛梗豨薟 *Siegesbeckia glabrescens* Makino 的乾燥地上部分。

【性狀鑒別】本品莖略呈方柱形，多分枝，長30～110cm，直徑0.3～1cm；表面灰綠色、黃棕色或紫棕色，有縱溝和細縱紋，被灰色柔毛；節明顯，略膨大；質脆，易折斷，斷面黃白色或帶綠色，髓部寬廣，類白色，中空。葉對生，葉片多皺縮、捲曲，展平後呈卵圓形，灰綠色，邊緣有鈍鋸齒，兩面皆有白色柔毛，主脈3出。有的可見黃色頭狀花序，總苞片匙形。氣微，味微苦。以葉多、枝嫩、色深綠者為佳。

【用法用量】煎服，9～12g。外用適量。

【藥理作用】降壓，擴張血管，抑制血栓形成，改善循環，免疫抑制。

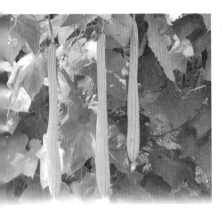

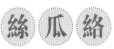

絲瓜絡

【別名】絲瓜網、絮瓜瓢、天羅線、絲瓜筋、千層樓。

【來源】葫蘆科植物絲瓜 *Luffa cylindrica*（L.）Roem.的乾燥成熟果實的維管束。

【性狀鑒別】本品為絲狀維管束

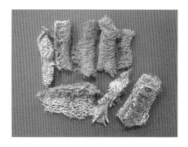

交織而成，多呈長棱形或長圓筒形，略彎曲，長30～70cm，直徑7～10cm。表面淡黃白色。體輕，質韌，有彈性，不能折斷。橫切面可見子房3室，呈空洞狀。氣微，味淡。以個大、完整、筋絡清晰、質韌、色淡黃白色、無種子者為佳。

【用法用量】煎服，5～12g。

【藥理作用】抗炎，抗菌，鎮痛，鎮靜，鎮咳，祛痰，平喘，抗肝損傷。

穿 山 龍

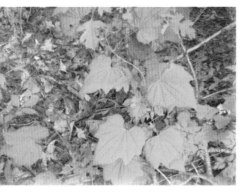

【別名】穿龍骨、穿地龍、狗山藥、穿山骨、火藤根。

【來源】薯蕷科植物穿龍薯蕷 *Dioscorea nipponica* Makino 的乾燥根莖。

【性狀鑑別】根莖呈類圓柱形，稍彎曲，長15～20cm，直徑1.0～1.5cm。表面黃白色或棕黃色，有不規則縱溝、刺狀殘根及偏於一側的突起莖痕。質堅硬，斷面平坦，白色或黃白色，散有淡棕色維管束小點。氣微，味苦澀。以色黃白、質堅、粗壯者為佳。

【用法用量】煎服，9～15g；也可製成酒劑用。

【藥理作用】免疫調節，抗動脈粥樣硬化，抗菌抗病毒，止咳祛痰，平喘，強心。

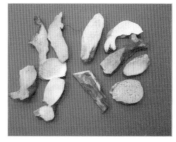

桑 枝

【別名】桑條。

【來源】桑科植物桑 *Morus alba* L. 的乾燥嫩枝。

【性狀鑑別】本品呈長圓柱形，少有分枝，長短不一，直徑 0.5～1.5cm。表面灰黃色或黃褐色，有多數黃褐色點狀皮孔及細縱紋，並有灰白色略呈半圓形的葉痕和黃棕色的腋芽。質堅韌，不易折斷，斷面纖維性。切片厚 0.2～0.5cm，皮部較薄，木部黃白色，射線放射狀，髓部白色或黃白色。氣微，味淡。以枝細質嫩、斷面色黃白者為佳。

【用法用量】煎服，9～15g。

【藥理作用】抗炎作用，增強免疫作用。

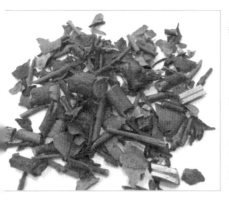

 桑 寄 生

【別名】寓木、桑上寄生、寄生樹、寄生草、冰粉樹。

【來源】桑寄生科植物桑寄生 *Taxillus chinensis*（DC.）Danser 的乾燥帶葉莖枝。

【性狀鑑別】本品莖枝呈圓柱形，長 3～4cm，直徑 0.2～1cm；表面紅褐色或灰褐色，具細縱紋，並有多數細小突起的棕色皮孔，嫩枝有的可見棕褐色茸毛；質堅硬，斷面不整齊，皮部紅棕色，木部色較淺。葉多捲曲，具短柄；葉片展平後呈卵形或橢圓形，長 3～8cm，寬 2～5cm；表面黃褐色，幼葉被細茸毛，先端鈍圓，基部圓形或寬

楔形，全緣；革質。氣微，味澀。以枝細嫩、色紅褐、葉多未脫落者為佳。

【用法用量】煎服，9～15g。

【藥理作用】降壓擴冠脈，利尿，抗病毒抗菌。

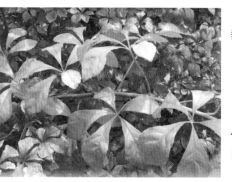

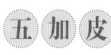

【別名】南五加皮。

【來源】五加科植物細柱五加 *Acanthopanax gracilistylus* W.W. Smith 的乾燥根皮。

【性狀鑑別】本品呈不規則捲筒狀，長5～15cm，直徑0.4～1.4cm，厚約0.2cm。外表面灰褐色，有稍扭曲的縱皺紋和橫長皮孔樣斑痕；內表面淡黃色或灰黃色，有細縱紋。體輕，質脆，易折斷，斷面不整齊，灰白色。氣微香，味微辣而苦。以皮厚、粗大、斷面灰白色、氣香、無木心者為佳。

【用法用量】煎服，5～10g。

【藥理作用】鎮靜，抗心肌缺血、抗心律失常、調血脂，抗腫瘤，降低血糖，抗衰老。

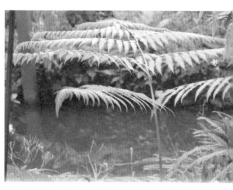

【別名】百枝、狗青、扶蓋、扶筋。

【來源】蚌殼蕨科植物金毛狗脊 *Cibotium barometz*（L.）J.Sm.的乾燥根莖。

【性狀鑑別】本品呈不規則的

長塊狀，長 10～30cm，直徑 2～10cm。表面深棕色，殘留金黃色絨毛；上面有數個紅棕色的木質葉柄，下面殘存黑色細根。質堅硬，不易折斷。無臭，味淡、微澀。生狗脊片呈不規則長條形或圓形，長 5～20cm，直徑 2～10cm，厚 1.5～5mm；切面淺棕色，較平滑，近邊緣 1～4mm 處有 1 條棕黃色隆起的木質部環紋或條紋，邊緣不整齊，偶有金黃色絨毛殘留；質脆，易折斷，有粉性。熟狗脊片呈黑棕色，質堅硬。以肥大、質堅實無空心、外表面有金黃色絨毛者為佳。

【用法用量】煎服，6～12g。

【藥理作用】止血，增加心肌血流量，抗癌。

千 年 健

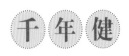

【別名】一包針、千年見。

【來源】天南星科植物千年健 *Homalomena occulta*（Lour.）Schott 的乾燥根莖。

【性狀鑑別】本品呈圓柱形，稍彎曲，有的略扁，長 15～40cm，直徑 0.8～1.5cm。表面黃棕色或紅棕色，粗糙，可見多數扭曲的縱溝紋、圓形根痕及黃色針狀纖維束。質硬而脆，斷面紅褐色，黃色針狀纖維束多而明顯，相對另一斷面呈多數針眼狀小孔及有少數黃色針狀纖維束，可見深褐色具光澤的油點。氣香，味辛、微苦。以質硬、色紅棕、香氣濃者為佳。

【用法用量】煎服，5～10g。

【藥理作用】抗菌作用，消炎鎮痛作用。

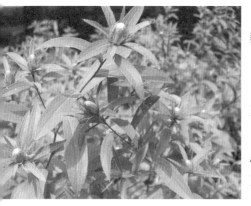

北蒼朮 *Atractylodes chinensis*
（DC.）Koidz.

蒼　朮

【別名】赤朮、馬薊、青朮、仙朮。

【來源】菊科植物茅蒼朮 *Atractylodes lancea*（Thunb.）DC. 或北蒼朮 *Atractylodes chinensis*（DC.）Koidz.的乾燥根莖。

【性狀鑒別】

茅蒼朮：呈不規則連珠狀或結節狀圓柱形，略彎曲，偶有分枝，長3～10cm，直徑1～2cm。表面灰棕色，有皺紋、橫曲紋及殘留鬚根，頂端具莖痕或殘留莖基。質堅實，斷面黃白色或灰白色，散有多數橙黃色或棕紅色油室，暴露稍久，可析出白色細針狀結晶。氣香特異，味微甘、辛、苦。

北蒼朮：呈疙瘩塊狀或結節狀圓柱形，長4～9cm，直徑1～4cm。表面黑棕色，除去外皮者黃棕色。質較疏鬆，斷面散有黃棕色油室。香氣較淡，味辛、苦。

均以個大、質堅實、斷面朱砂點多、香氣濃者為佳。

【性味歸經】辛、苦，溫。歸脾、胃、肝經。

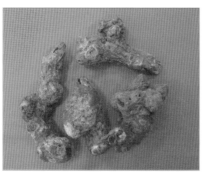

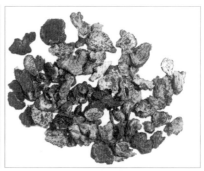

【功能主治】燥濕健脾，祛風散寒，明目。用於濕阻中焦，脘腹脹滿，泄瀉，水腫，腳氣痿躄，風濕痹痛，風寒感冒，夜盲，眼目昏澀。

【用法用量】煎服，3～9g。

【藥理作用】煙薰消毒作用，調節胃腸及抗胃潰瘍，降血糖，保肝利膽，抗癌，抗炎。

【有效驗方】①**脾胃不和，不思飲食**：蒼朮1500g，厚朴、陳皮各960g，甘草900g。以水 1L，生薑 2 片，乾棗 2 枚，同煎，去薑、棗，熱服。②**腹瀉**：蒼朮60g，芍藥30g，黃芩15g。加淡味桂1.5g，水煎溫服。③**感冒**：蒼朮30g，細辛6g，側柏葉9g。共研細末，開水沖服，蔥白為引，生吃。

【別名】厚皮、重皮、赤朴、烈朴。

【來源】木蘭科植物厚朴 *Magnolia officinalis* Rehd. et Wils.或凹葉厚朴 *Magnolia officinalis* Rehd. et Wils. var. *biloba* Rehd. et Wils.的乾燥乾皮、根皮及枝皮。

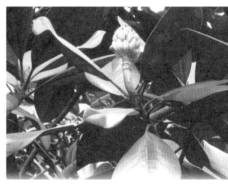

厚朴 *Magnolia officinalis* Rehd. et Wils.

【性狀鑒別】

乾皮：呈捲筒狀或雙捲筒狀，長 30～35cm，厚 0.2～0.7cm，習稱「筒朴」；近根部的乾皮一端展開如喇叭口，長13～25cm，厚0.3～0.8cm，習稱「靴筒朴」。外表面灰棕色或灰褐色，粗糙，有時呈鱗片狀，較易剝落，有明顯橢圓形皮孔和縱皺紋，刮去粗皮者顯黃棕色。內表面紫棕色或深紫褐色，較平滑，具細密縱紋，劃之顯油痕。質堅硬，不易折斷，斷面顆粒性，外層灰棕色，內層紫褐色或棕色，有油性，有的可見

多數小亮星。氣香，味辛辣、微苦。

　　根皮（根朴）：呈單筒狀或不規則塊片；有的彎曲似雞腸，習稱「雞腸朴」。質硬，較易折斷，斷面纖維性。

　　枝皮（枝朴）：呈單筒狀，長 10～20cm，厚 0.1～0.2cm。質脆，易折斷，斷面纖維性。

　　以皮厚、肉細、油性足、內表面紫棕色且有發亮結晶物、香氣濃者為佳。

　　【性味歸經】苦、辛，溫。歸脾、胃、肺、大腸經。

　　【功能主治】燥濕消痰，下氣除滿。用於濕滯傷中，脘痞吐瀉，食積氣滯，腹脹便秘，痰飲喘咳。

　　【用法用量】煎服，3～10g。

　　【藥理作用】中樞抑制，肌肉鬆弛，調節平滑肌和抗潰瘍，抗菌，抗炎鎮痛，抑制磷酸二酯酶。

　　【有效驗方】

　　①**腹滿痛大便閉**：厚朴 240g，大黃 120g，枳實 5 枚。水煎溫服。

　　②**久患氣脹心悶，飲食不得**：厚朴火上炙令乾，又蘸薑汁炙，直至焦黑，搗篩如面。陳米飲調下。

　　③**蟲積**：厚朴、檳榔各 6g，烏梅 2 枚。水煎服。

　　④**水穀痢久不癒**：厚朴 90g，黃連 90g。水煎服。

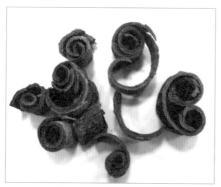

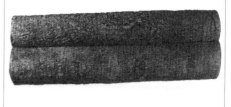

砂仁

【別名】縮砂仁、縮砂蜜。

【來源】本品為薑科植物陽春砂 *Amomum villosum* Lour.、綠殼砂 *Amomum villosum* Lour. var. xanthioides T. L. Wu et Senjen 或海南砂 *Amomum longiligulare* T.L. Wu 的乾燥成熟果實。

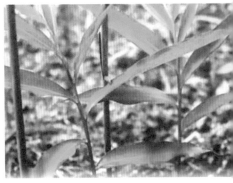

海南砂
Amomum longiligulare T.L. Wu

【性狀鑒別】

陽春砂、綠殼砂：果實橢圓形或卵圓形，有不明顯的三棱，長 1.5～2cm，直徑 1～1.5cm，表面棕褐色，密生刺狀突起，頂端有花被殘基，基部常有果柄。果皮較薄而軟。種子集結成團，具三鈍棱，中有白色隔膜，將種子團分成 3 瓣，每瓣有種子 5～26 粒。種子為不規則多面體，直徑 2～3mm；表面棕紅色或暗褐色，有細皺紋，外被淡棕色膜質假種皮；質硬，胚乳灰白色。氣芳香而濃烈，味辛涼、微苦。以個大、飽滿、堅實、種子棕紅色、香氣濃、搓之果皮不易脫落者為佳。

海南砂：呈長橢圓形或卵圓形，有明顯的三棱，長 1.5～2cm，直徑 0.8～1.2cm，表面被片狀、分枝的軟刺，基部具果梗痕。果皮厚而硬。種子團較小，每瓣有種子 3～24 顆；種子直徑 1.5～2mm。氣味稍淡。以個大、堅實、氣味濃者為佳。

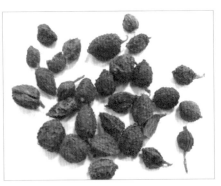

【性味歸經】辛，溫。歸脾、胃、腎經。

【功能主治】化濕開胃，溫脾止瀉，理氣安胎。用於濕濁中阻，

脘痞不饑，脾胃虛寒，嘔吐泄瀉，妊娠惡阻，胎動不安。

【用法用量】煎服，3～6g，宜後下。

【藥理作用】調節胃腸平滑肌，抑制血小板凝集。

【有效驗方】①**消食和中**：砂仁炒研，袋盛浸酒。煮飲。②**痰氣膈脹**：砂仁搗碎，以蘿蔔汁浸透，焙乾為末。沸湯服。③**遍身腫滿，陰亦腫者**：縮砂仁、土狗一個，等分。研末，和老酒服之。④**妊娠嘔吐、胃口不佳**：砂仁2g。細嚼後並隨唾液咽下，每日3次。⑤**小兒消化不良**：砂仁、焦蒼朮各200g，炒車前子100g。共研為細末，淡糖鹽水送服。每次1～3g，隨年齡變化劑量，每日3次。

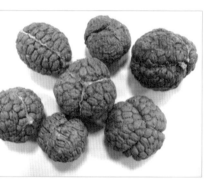

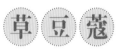
草 豆 蔻

【別名】草果、草蔻、大草蔻、飛雷子、彎子。

【來源】薑科植物草豆蔻 *Alpinia katsumadai* Hayata 的乾燥近成熟種子。

【性狀鑒別】本品為類球形的種子團，直徑1.5～2.7cm。表面灰褐色，中間有黃白色的隔膜，將種子團分成3瓣，每瓣有種子多數，粘連緊密，種子團略光滑。種子為卵圓狀多面體，長3～5mm，直徑約3mm，外被淡棕色膜質假種皮，種脊為一條縱溝，一端有種臍；質硬，將種子沿種脊縱剖兩瓣，縱斷面觀呈斜心形，種皮沿種脊向內伸入部分約占整個表面積的1/2；胚乳灰白色。氣香，味辛、微苦。以種子團類球形、種子飽滿、氣味濃者為佳。

【用法用量】煎服，3～6g。

【藥理作用】可使胃蛋白酶的活力顯著提高。

草　果

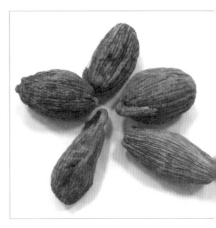

【別名】草果仁、草果子。

【來源】薑科植物草果 *Amomum tsao-ko Crevost* et Lemaire 的乾燥成熟果實。

【性狀鑒別】本品呈長橢圓形，具三鈍棱，長 2～4cm，直徑 1～2.5cm。表面灰棕色至紅棕色，具縱溝及棱線，頂端有圓形突起的柱基，基部有果梗或果梗痕。果皮質堅韌，易縱向撕裂。剝去外皮，中間有黃棕色隔膜，將種子團分成 3 瓣，每瓣有種子多為 8～11 粒。種子呈圓錐狀多面體，直徑約 5mm；表面紅棕色，外被灰白色膜質的假種皮，種脊為一條縱溝，尖端有凹狀的種臍；質硬，胚乳灰白色。有特異香氣，味辛、微苦。以個大、飽滿、色紅棕、氣味濃者為佳。

【用法用量】煎服，3～6g。

【藥理作用】降低血壓，興奮子宮。

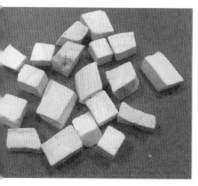

茯苓

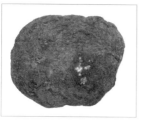

【別名】白茯苓、茯靈、松苓。

【來源】多孔菌科真菌茯苓 *Poria cocos*（Schw.）Wolf 的乾燥菌核。

【性狀鑑別】本品呈類球形、橢圓形、扁圓形或不規則團塊，大小不一。外皮薄而粗糙，棕褐色至黑褐色，有明顯的皺縮紋理。體重，質堅實，斷面顆粒性，有的具裂隙，外層淡棕色，內部白色，少數淡紅色，有的中間抱有松根。氣微，味淡，嚼之粘牙。

【用法用量】煎服，10～15g。

【藥理作用】利尿，增強免疫，抗腫瘤，抗心肌缺血，鎮靜，降血糖，保肝，抗菌。

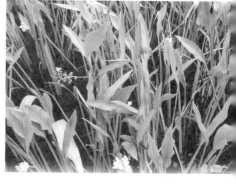

【別名】水瀉、鵠瀉、澤芝、天鵝蛋、天禿。

【來源】澤瀉科植物澤瀉 *Alisma orientalis*（Sam.）Juzep. 的乾燥塊莖。

【性狀鑑別】本品呈類球形、橢圓形或卵圓形，長 2～7cm，直徑 2～6cm。表面黃白色或淡黃棕色，有不規則的橫向環狀淺溝紋和多數細小突起的鬚根痕，底部有的有瘤狀芽痕。質堅實，斷面黃白色，粉性，有多數細孔。氣微，味微苦。以個大、色黃白、光滑、粉性足者為佳。

【用法用量】煎服，6～10g。

【藥理作用】利尿，調血脂，降血壓，抗脂肪肝，抗腎炎活性，抗炎。

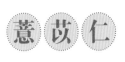

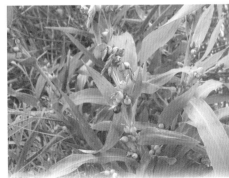

【別名】苡米、薏米、苡仁。

【來源】禾本科植物薏苡 *Coix lacryma-jobi* L. var. mayuen（Roman.）Stapf的乾燥成熟種仁。

【性狀鑑別】本品呈寬卵形或長橢圓形，長4～8mm，寬3～6mm。表面乳白色，光滑，偶有殘存的黃褐色種皮；一端鈍圓，另端較寬而微凹，有1淡棕色點狀種臍；背面圓凸，腹面有1條較寬而深的縱溝。質堅實，斷面白色，粉性。氣微，味微甜。以粒大、飽滿、色白、無破碎者為佳。

【用法用量】煎服，9～30g。本品力緩，用量宜大，可作粥食用。

【藥理作用】鎮靜，解熱，鎮痛，抗炎免疫，抑制骨骼肌收縮，抗腫瘤，抑制蛋白酶，抗菌。

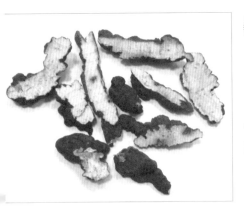

【別名】野豬食、豬屎苓。

【來源】多孔菌科真菌豬苓 *Polyporus umbellatus*（Pers.）Fries的乾燥菌核。

【性狀鑑別】本品呈條形、類圓形或扁塊狀，有的有分枝，長

5～25cm，直徑2～6cm。表面黑色、灰黑色或棕黑色，皺縮或有瘤狀突起。體輕，質硬，斷面類白色或黃白色，略呈顆粒狀。氣微，味淡。以個大、皮黑、肉白、體較重者為佳。

【用法用量】煎服，6～12g。

【藥理作用】利尿，抗腫瘤，保肝，調節免疫。

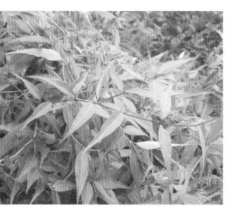

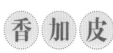 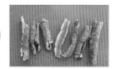

【別名】北五加皮、杠柳皮、臭五加、山五加皮、香五加皮。

【來源】蘿摩科植物杠柳 *Periploca sepium* Bge.的乾燥根皮。

【性狀鑑別】本品呈捲筒狀或槽狀，少數呈不規則的塊片狀，長3～10cm，直徑1～2cm，厚0.2～0.4cm。外表面灰棕色或黃棕色，栓皮鬆軟常呈鱗片狀，易剝落。內表面淡黃色或淡黃棕色，較平滑，有細縱紋。體輕，質脆，易折斷，斷面不整齊，黃白色。有特異香氣，味苦。以塊大皮厚、香氣濃、無木心者為佳。

【用法用量】煎服，3～6g。

【藥理作用】強心，抗炎，抗腫瘤。

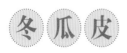

【別名】白瓜皮、白東瓜皮。

【來源】葫蘆科植物冬瓜 *Benincasa hispida*（Thunb.）Cogn.的乾燥外層果皮。

【性狀鑑別】為不規則薄片，

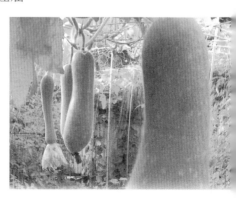

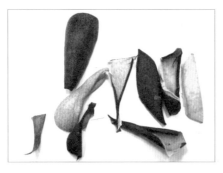

通常內捲或筒狀，大小不一。外表面黃白色至暗綠色，光滑或被白粉。內表面較粗糙，有筋狀維管束。體輕而脆，易折斷。氣微，味淡。以片薄、條長、色灰綠、有粉霜者為佳。

【性味歸經】煎服，15～30g。外用：適量煎水洗。

【藥理作用】利尿作用。

車前子

【別名】關車前子、江車前子、大粒車前子、車輪菜子、車車子、蝦蟆衣子。

【來源】車前科植物車前 *Plantago asiatica* L. 或平車前 *Plantago depressa* Willd.的乾燥成熟種子。

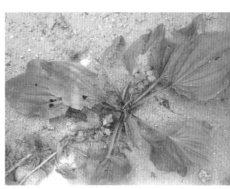

車前 *Plantago asiatica* L.

【性狀鑒別】本品呈橢圓形、不規則長圓形或三角狀長圓形，略扁，長約2mm，寬約1mm。表面黃棕色至黑褐色，有細皺紋，一面有灰白色凹點狀種臍。

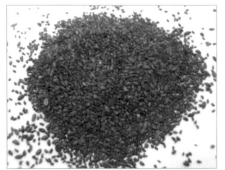

質硬。氣微，味淡。以顆粒飽滿、色黃、純淨者為佳。

【用法用量】煎服，9～15g，包煎或入丸、散。外用，適量，水煎洗或研末調敷。

【藥理作用】利尿，祛痰，鎮咳，平喘，抗病原微生物，調節胃腸道功能。

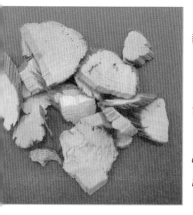

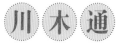
川木通

【別名】山木通、小木通、花木通、淮木通、毛木通、蜀木通。

【來源】毛茛科植物小木通 *Clematis armandii* Franch. 或繡球藤 *Clematis montana* Buch. –Ham.的乾燥藤莖。

【性狀鑑別】本品呈長圓柱形，略扭曲，長50～100cm，直徑2～3.5cm。表面黃棕色或黃褐色，有縱向凹溝及棱線；節處多膨大，有葉痕及側枝痕。殘存皮部易撕裂。質堅硬，不易折斷。切片厚2～4mm，邊緣不整齊，殘存皮部黃棕色，木部淺黃棕色或淺黃色，有黃白色放射狀紋理及裂隙，其間佈滿導管孔，髓部較小，類白色或黃棕色，偶有空腔。氣微，味淡。以條粗、斷面色黃白者為佳。

【用法用量】煎服，3～6g。

【藥理作用】利尿，清心。

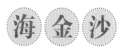
海金沙

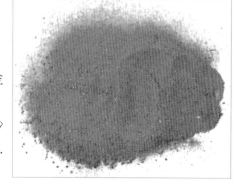

【別名】海銀沙、土金沙、金沙、海沙。

【來源】海金沙科植物海金沙 *Lygodium japonicum*（Thunb.） Sw. 的乾燥成熟孢子。

【性狀鑑別】本品呈粉末狀，棕黃色或淺棕黃色。體輕，手撚有光滑感，置手中易由指縫滑落。氣微，味淡。以質輕、色棕黃、有光滑感、無雜質者為佳。

【用法用量】煎服，6～15g，包煎或入丸、散。

【藥理作用】利尿，排石，利膽，抗菌作用。

地膚子

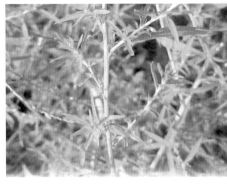

【別名】地帚子、掃帚子、帚菜子、地葵子、千條子。

【來源】藜科植物地膚 *Kachia scoparia*（L.）Schrad. 的乾燥成熟果實。

【性狀鑑別】本品呈扁球狀五角星形，直徑1～3mm。外被宿存花被，表面灰綠色或淺棕色，周圈具膜質小翅5枚，背面中心有微突起的點狀果梗痕及放射狀脈紋5～10條；剝離花被，可見膜質果皮，半透明。種子扁卵形，長約1mm，黑色。氣微，味微苦。以飽滿、色灰綠者為佳。

【用法用量】煎服，9～15g，煎湯或入丸、散。外用，適量，煎水洗。

【藥理作用】抗皮膚真菌。

瞿麥

【別名】野麥、巨麥、石竹子花、石竹草。

【來源】本品為石竹科植物瞿麥 *Dianthus superbus* L. 或石竹 *Dianthus chinensis* L. 的乾燥地上部分。

【性狀鑑別】

瞿麥：莖圓柱形，上部有分

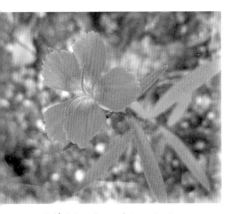

石竹 *Dianthus chinensis* L.

枝，長30～60cm。表面淡綠色或黃綠色，光滑無毛，節明顯，略膨大，斷面中空。葉對生，多皺縮，展平葉片呈條形至條狀

披針形。枝端具花及果實，花萼筒狀，長 2.7～3.7cm；苞片 4～6，寬卵形，長約為萼筒的 1/4；花瓣棕紫色或棕黃色，捲曲，先端深裂成絲狀。蒴果長筒形，與宿萼等長。種子細小，多數。氣微，味淡。

石竹：萼筒長 1.4～1.8cm，苞片長約為萼筒的 1/2；花瓣先端淺齒裂。

以色青綠、花未開放者為佳。

【性味歸經】苦，寒。歸心、小腸經。

【功能主治】祛利尿通淋，活血通經。用於熱淋，血淋，石淋，小便不通，淋瀝澀痛，經閉瘀阻。

【用法用量】煎服，9～15g，切段生用、煎湯或入丸、散。孕婦慎用。

【藥理作用】利尿，興奮動物離體腸管、子宮，殺滅血吸蟲。

【有效驗方】①**小便不利**：瞿麥50g，栝蔞根100g，茯苓、薯蕷各150g，炮製附子1枚。研末，煉蜜製丸服用。②**小便不通、大小便出血**：炒山梔子（去皮）15g，瞿麥穗30g，炙甘草1g。研為末，每次15～20g，水1碗，加入連鬚蔥根7個，燈心草50莖，生薑5～7片，同煎至7分，溫服。③**瘡腫**：瞿麥適量。和生油炒熟，搗碎塗抹。④**目赤腫痛**：瞿麥適量。搗汁塗抹。

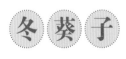 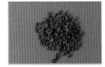

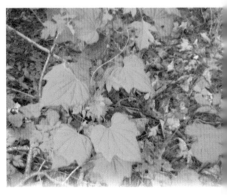

【別名】葵子、葵菜子。

【來源】錦葵科植物冬葵 *Malva verticillata* L. 的乾燥成熟種子。

【性狀鑑別】本品呈圓形扁平之橘瓣狀，或微呈腎形，細小，直

徑1.5～2mm，較薄的一邊中央凹下，外表為棕黃色的包殼（果皮），具環形細皺紋，搓去皮殼後，種子呈棕褐色。質堅硬，破碎後微有香味。以顆粒飽滿、堅實者為佳。

【用法用量】煎服，6～15g，生用、煎湯或入散劑。孕婦慎用。

【藥理作用】抗補體，啟動網狀內皮系統，抑制痢疾桿菌。

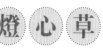

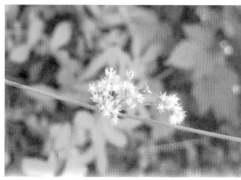

【別名】燈芯、燈草。

【來源】燈心草科植物燈心草 *Juncus effusus* L. 的乾燥莖髓。

【性狀鑒別】本品呈細圓柱形，略扭曲，長達90cm，直徑0.1～0.3cm。表面白色或淡黃白色，有細縱紋。體輕，質軟，略有彈性，易拉斷，斷面白色。氣微，味淡。以條長、粗壯、色白、有彈性者為佳。

【用法用量】煎服，1～3g，煎湯或入丸、散；鮮用量15～30g。外用適量，煅後研末撒於患處，或用鮮品搗敷、外搽。

【藥理作用】利尿，止血。

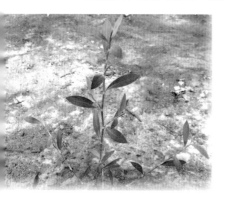

【別名】萹蓄草、大萹蓄、通淋草、地蓼、豬牙草。

【來源】本品為蓼科植物萹蓄 *Polygonum aviculare* L. 的乾燥地上部分。

【性狀鑑別】本品莖呈圓柱形而略扁，有分枝，長15～40cm，直徑0.2～0.3cm。表面灰綠色或棕紅色，有細密微突起的縱紋；節膨大，有淺棕色膜質的托葉鞘，節間長約3cm；質硬，易折斷，斷面髓部白色。葉互

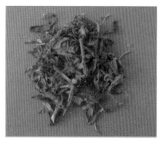

生，近無柄或具短柄，葉片多脫落或皺縮、破碎，完整者展平呈披針形，全緣，兩面均呈棕綠色或灰綠色。氣微，味微苦。以質嫩、葉多、色灰綠者為佳。

【用法用量】煎服，9～15g，鮮品用量加倍，水煎或入丸、散。外用適量，煎洗患處。

【藥理作用】利尿，驅蛔蟲、蟯蟲，利膽，抗菌，降血壓。

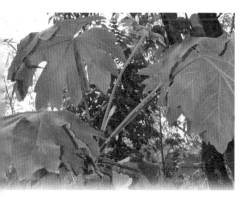

　　通　草

【別名】大通草、五加通、通木、通花、白通草、空心通草、方通草。

【來源】五加科植物通脫木 *Tetrapanax papyrifer*（Hook.）K. Koch 的乾燥莖髓。

【性狀鑑別】本品呈圓柱形，長20～40cm，直徑1～2.5cm，表面白色或淡黃色，有淺縱溝紋。體輕，質鬆軟，稍有彈性，易折斷，斷面平坦，顯銀白色光澤，中部有直徑0.3～1.5cm的空心或半透明的薄膜，縱剖面呈梯狀排列，實心者少見。氣微，味淡。以條粗壯、色潔白、有彈性者為佳。

【用法用量】煎服，3～5g。孕婦慎用。

【藥理作用】利尿，促進乳汁分泌，抗炎。

石 韋

【別名】小石韋、石劍、石茶、金湯匙。

【來源】水龍骨科植物廬山石韋 *Pyrrosia sheareri*（Bak.）Ching、石韋 *Pyrrosia lingua*（Thunb.）Farwell 或有柄石韋 *Pyrrosia petiolosa*（Christ）Ching 的乾燥葉。

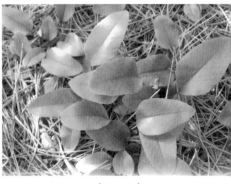

有柄石韋
Pyrrosia petiolosa（Christ）Ching

【性狀鑒別】

廬山石韋：葉片略皺縮，展平後呈披針形，長 10～25cm，寬 3～5cm。先端漸尖，基部耳狀偏斜，全緣，邊緣常向內捲曲；上表面黃綠色或灰綠色，散佈有黑色圓形小凹點；下表面密生紅棕色星狀毛，有的側脈間佈滿棕色圓點狀的孢子囊群。葉柄具四棱，長 10～20cm，直徑 1.5～3mm，略扭曲，有縱槽。葉片革質。氣微，味微澀苦。

石韋：葉片披針形或長圓披針形，長 8～12cm，寬 1～3cm。基部楔形，對稱。孢子囊群在側脈間，排列緊密而整齊。葉柄長 5～10cm，直徑約 1.5mm。

有柄石韋：葉片多捲曲呈筒狀，展平後呈長圓形或卵狀長圓形，長 3～8cm，寬 1～2.5cm。基部楔形，對稱；下表面側脈不明顯，佈滿孢子囊群。葉柄長 3～12cm，直徑約 1mm。

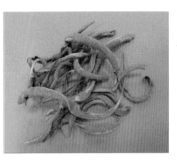

以葉厚、完整者為佳。

【性味歸經】甘、苦，微寒。歸肺、膀胱經。

【功能主治】利尿通淋，清肺止咳，涼血止血。用於熱淋，血淋，石淋，小便

不通，淋瀝澀痛，肺熱咳喘，吐血，衄血，尿血，崩漏。

【用法用量】煎服，6～12g，水煎或入丸、散。

【藥理作用】鎮咳、祛痰、平喘，抗菌、抗病毒，同時具對抗化、放療引起的白細胞下降和提高吞噬細胞的吞噬能力。

【有效驗方】①急性腎盂腎炎：石韋15g，車前草30g，金銀花6g。水煎服。②支氣管哮喘急性發作：石韋45g，冰糖適量。水煎液溶化冰糖後口服。③尿血：石韋30g，蒲黃10g，當歸15g。水煎服。④水腫，小便不利：石韋20g，薏苡仁30g，車前草15g，白茅根30g。水煎服。⑤血淋：石韋、當歸、蒲黃、芍藥各等分。上四味過篩，酒服，1日3次。

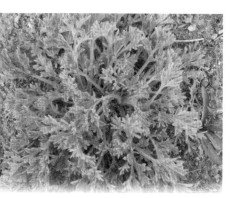

【別名】綿茵陳、茵陳蒿、北茵陳、西茵陳、花茵陳、絨蒿。

【來源】菊科植物濱蒿 *Artemisia scoparia* Waldst. et Kit. 或茵陳蒿 *Artemisia capillaris* Thunb. 的乾燥地上部分。春季採收的習稱「綿茵陳」，秋季採割的稱「花茵陳」。

【性狀鑒別】

綿茵陳：多捲曲成團狀，灰白色或灰綠色，全體密被白色茸毛，綿軟如絨。莖細小，長 1.5～2.5cm，直徑 0.1～0.2cm，除去表面白色茸毛後可見明顯縱紋；質脆，易折斷。葉具柄；展平後葉片呈一至三回羽狀分裂，葉片長 1～3cm，寬約 1cm；小裂片卵形或稍呈倒披針形、條形，先端銳尖。氣清香，味微苦。

花茵陳：莖呈圓柱形，多分枝，長 30～100cm，直徑 2～8mm；表面淡紫色或紫色，有縱條紋，被短柔毛；體輕，質

脆，斷面類白色。葉密集，或多脫落；下部葉二至三回羽狀深裂，裂片條形或細條形，兩面密被白色柔毛；莖生葉一至二回羽狀全裂，基部抱莖，裂片細絲狀。頭狀花序卵形，多數集成圓錐狀，長 1.2～1.5mm，直徑 1～1.2mm，有短梗；總苞片 3～4 層，卵形，苞片 3 裂；外層雌花 6～10 個，可多達 15 個，內層兩性花 2～10 個。瘦果長圓形，黃棕色。氣芳香，味微苦。以質嫩、綿軟、色灰白、香氣濃者為佳。

【性味歸經】苦、辛，微寒。歸脾、胃、肝、膽經。

【功能主治】清利濕熱，利膽退黃。用於黃疸尿少，濕溫暑濕，濕瘡瘙癢。

【用法用量】煎服，6～15g；水煎或入丸、散。外用適量，煎湯薰洗。

【藥理作用】利膽、保肝，解熱、鎮痛，抗菌、消炎，降血脂、降血壓，降低腸平滑肌的張力，提高免疫力。

【有效驗方】①**黃疸型肝炎**：茵陳 30g，梔子 9g，虎杖 20g，白茅根 30g。水煎服。②**濕疹**：茵陳 30g，苦參 20g，石菖蒲 15g，千里光 20g。水煎洗患處。③**高血脂**：茵陳 30g，山楂 20g，生麥芽 15g。水煎服。④**蕁麻疹，皮膚腫癢**：茵陳 30g，荷葉 15g，研末，每次 5g 蜂蜜水送服。⑤**黃疸，自汗**：茵陳 60g，附子一個炮切作 8 片，乾薑（炮）45g，甘草（炙）30g，上為粗末，分作 4 貼，水煎服。

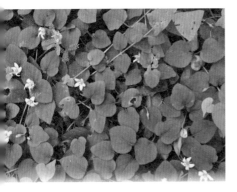

金 錢 草

【別名】大葉金錢草、路邊黃、對坐草、一串錢。

【來源】報春花科植物過路黃 *Lysimachia christinae* Hance 的乾燥全草。

【性狀鑒別】本品常纏結成團，無毛或被疏柔毛。莖扭曲，表面棕色或暗棕紅色，有縱紋，下部莖節上有時具鬚根，斷面實心。葉對生，多皺縮，展平後呈寬卵形或心形，長 1～4cm，寬 1～5cm，基

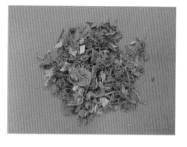

部微凹，全緣；上表面灰綠色或棕褐色，下表面色較淺，主脈明顯突起，用水浸後，對光透視可見黑色或褐色條紋；葉柄長 1～4cm。有的帶花，花黃色，單生葉腋，具長梗。蒴果球形。氣微，味淡。以葉大、色綠者為佳。

【用法用量】煎服，15～60g，鮮品加倍；入煎劑或搗汁飲。外用適量，搗碎外敷。

【藥理作用】利膽，利尿，排石，鎮痛、抗炎，抑制血小板聚集，抗氧化。

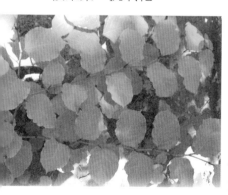

  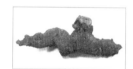

虎杖

【別名】活血龍、斑杖根、酸筒杆。

【來源】蓼科植物虎杖 *Polygonum cuspidatum* Sieb. et Zucc. 的乾燥根莖和根。

【性狀鑒別】本品多為圓柱形短段或不規則厚片，長 1～7cm，直徑 0.5～2.5cm。外皮棕褐色，有縱皺紋和鬚根痕，切面皮部較薄，木部寬廣，棕黃色，射線放射狀，皮部與木部較易分離。根莖髓中有隔或呈空洞狀。質堅硬。氣微，味微苦、澀。以粗壯、堅實、斷面色黃者為佳。

【用法用量】煎服，9～15g，煎湯、酒浸或入丸散。外用適量，研末調敷、煎汁或熬膏塗搽。孕婦慎用。

【藥理作用】保肝，擴張血管，抗菌、抗病毒，降血壓，降血脂，鎮咳，抗腫瘤。

垂盆草

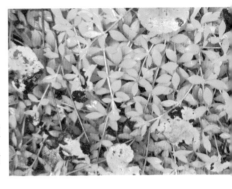

【別名】狗牙半支、石指甲、養雞草、瓜子草。

【來源】景天科植物垂盆草 *Sedum sarmentosum* Bung. 的乾燥全草。

【性狀鑒別】本品莖纖細，長可達 20cm 以上，部分節上可見纖細的不定根。3 葉輪生，葉片倒披針形至矩圓形，綠色，肉質，長 1.5～2.8cm，寬 0.3～0.7cm，先端近急尖，基部急狹，有距。氣微，味微苦。以色綠、葉片肉質肥厚者為佳。

【性味歸經】甘、淡，涼。歸肝、膽、小腸經。

【功能主治】利濕退黃，清熱解毒。用於濕熱黃疸，小便不利，癰腫瘡瘍。

【用法用量】煎服，15～30g，鮮品加倍；煎湯或搗汁。外用適量，搗敷或煎水濕敷。

【藥理作用】降低轉氨酶，保肝，抑菌。

【有效驗方】①**A 型肝炎轉氨酶升高**：垂盆草 60g，茵陳 30g。水煎服。②**咽喉腫痛，口腔潰瘍**：鮮垂盆草適量，搗爛絞汁，含漱。③**水火燙傷，癰疔瘡瘍**：單用垂盆草 60g，或加野菊花 30g。水煎服，同時取鮮品搗爛敷患處。④**肺癌**：垂盆草、白英各 30g。水煎服。⑤**癰疽**：鮮垂盆草 60g，洗淨搗爛，加乾麵少許塗於患處。

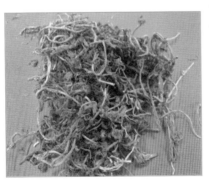

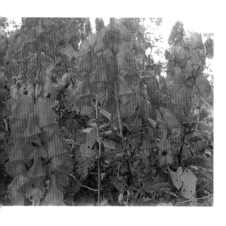

【別名】鹽附子、附片、黑順片、白附片、黃附片、天雄。

【來源】毛茛科植物烏頭 *Aconitum carmichaelii* Debx. 的子根的加工品。

【性狀鑑別】

草鹽附子：呈圓錐形，長4～7cm，直徑3～5cm，表面灰黑色，被鹽霜，頂端有凹陷的芽痕，周圍有瘤狀突起的支根或支根痕。體重，橫切面灰褐色，可見充滿鹽霜的小空隙和多角形形成層環紋，環紋內側導管束排列不整齊。氣微，味鹹而麻，刺舌。以個大、堅實、灰黑色、表面起鹽霜者為佳。

黑順片：為縱切片，上寬下窄，長1.7～5cm，寬0.9～3cm，厚0.2～0.5cm。外皮黑褐色，切面暗黃色，油潤具光澤，半透明狀，並有縱向導管束。質硬而脆，斷面角質樣。氣微，味淡。以片大、厚薄均勻、表面油潤光澤者為佳。

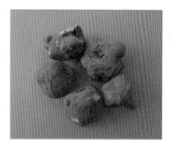

白附片：無外皮，黃白色，半透明，厚約0.3cm。以片大、色白、半透明者為佳。

【性味歸經】辛、甘，大熱；有毒。歸心、腎、脾經。

【功能主治】回陽救逆，補火助陽，散寒止痛。用於亡陽虛脫，肢冷脈微，心陽不足，胸痹心痛，虛寒吐瀉，脘腹冷痛，腎陽虛衰，陽痿宮冷，陰寒水腫，陽虛外感，寒濕痹痛。

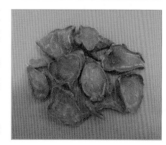

【用法用量】煎服：炮製品3～15g，需

先煎、久煎。**外用**：生品適量，研末調敷，或切成薄片蓋在患處或穴位上，用艾炷灸之。孕婦慎用；不宜與半夏、瓜蔞、瓜蔞子、瓜蔞皮、天花粉、川貝母、浙貝母、平貝母、伊貝母、湖北貝母、白蘞、白及同用。

【藥理作用】增強心肌收縮力，擴張冠狀動脈，改善緩慢性心律失常，鎮痛。

【有效驗方】①**寒熱瘧疾**：煨附子15g，人參、朱砂各3g。共研為末，煉蜜為丸，水送服。②**發熱惡寒，四肢拘急，手足厥冷**：炙甘草100g，乾薑75g，附子1枚（生用，去皮、破八片）。水煎服。③**腹痛身冷**：大附子3枚（炮製，去皮、臍）。研末，15g薑汁、半盞冷酒調服。④**月經不調**：附子、當歸等量。水煎服。

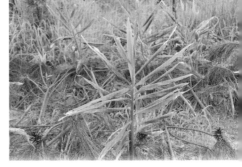

乾　薑

【別名】白薑、均薑、乾生薑。

【來源】薑科植物薑 *Zingiber officinale* Rosc. 的乾燥根莖。

【性狀鑑別】本品呈扁平塊狀，具指狀分枝，長3～7cm，厚1～2 cm。表面灰黃色或淺灰棕色，粗糙，具縱皺紋和明顯的環節。分枝處常有鱗葉殘存，分枝頂端有莖痕或芽。質堅實，斷面黃白色或灰白色，粉性或顆粒性，內皮層環紋明顯，維管束及黃色油點散在。氣香、特異，味辛辣。以質堅實，外皮灰黃色、內灰白色、斷面粉性足、少筋脈者為佳。

【用法用量】煎服，3～10g，煎湯或入丸、散。外用適量，煎湯洗或研末調敷。

【藥理作用】強心，擴張血管，鎮痛、抗炎，鎮靜、鎮吐，

抗潰瘍，抗病原微生物。

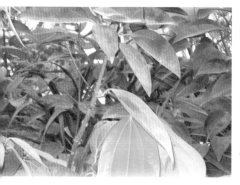

肉 桂

【別名】牡桂、紫桂、官桂、企邊桂、板桂、桂通、桂碎。

【來源】樟科植物肉桂 *Cinnamamum cassia* Presl 的乾燥樹皮。

【性狀鑑別】本品呈槽狀或捲筒狀，長 30～40cm，寬或直徑 3～10cm，厚 0.2～0.8cm。外表面灰棕色，稍粗糙，有不規則的細皺紋和橫向突起的皮孔，有的可見灰白色的斑紋；內表面紅棕色，略平坦，有細縱紋，劃之顯油痕。質硬而脆，易折斷，斷面不平坦，外層棕色而較粗糙，內層紅棕色而油潤，兩層間有 1 條黃棕色的線紋。氣香濃烈，味甜、辣。以不破碎、體重、外皮細、肉厚、斷面色紫、油性大、香氣濃鬱、味甜辣、嚼之渣少者為佳。

【用法用量】煎服，1～5g，入煎劑或丸散。外用適量，研末調敷或浸酒塗搽。有出血傾向者及孕婦慎用；不宜與赤石脂同用。

【藥理作用】擴張血管，抗血小板聚集，促消化，鎮靜、抗驚厥、鎮痛、解熱。

吳 茱 萸

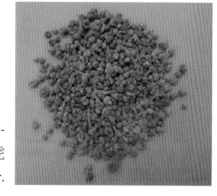

【別名】吳萸、川吳萸、茶辣、辣子、臭辣子、吳椒。

【來源】芸香科植物吳茱萸 *Euodia rutaecarpa* （Juss.） Benth.、石虎 *Euodia rutaecarpa* （Juss.） Benth. var.

officinalis（Dode）Huang 或疏毛吳茱萸 *Euodia rutaecarpa*（Juss.）Benth. var. *bodinieri*（Dode）Huang 的乾燥近成熟果實。

【性狀鑑別】本品呈球形或略呈五角狀扁球形，直徑25mm。表面暗黃綠色至褐色，粗糙，有多數點狀突起或凹下的油點。頂端有五角星狀的裂隙，基部殘留被有黃色茸毛的果梗。質硬而脆，橫切面可見子房5室，每室有淡黃色種子1粒。氣芳香濃鬱，味辛辣而苦。以粒小、飽滿堅實、色綠、香氣濃烈者為佳。

【用法用量】煎服：2～5g，煎湯或入丸、散。**外用**：適量，研末調敷或煎水洗。

【藥理作用】驅除蛔蟲，抗菌，抗胃潰瘍，止瀉止嘔，抑制血栓形成。

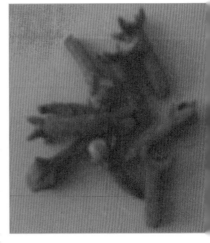

【別名】公丁香、山丁香、花丁香、丁字香。

【來源】本品為桃金娘科植物丁香 *Eugenia caryophyllata* Thunb. 的乾燥花蕾。

【性狀鑑別】本品略呈研棒狀，長1～2cm。花冠圓球形，直徑 0.3～0.5cm，花瓣4，複瓦狀抱合，棕褐色或褐黃色，花瓣內為雄蕊和花柱，搓碎後可見眾多黃色細粒狀的花藥。萼筒圓柱狀，略扁，有的稍彎曲，長0.7～1.4cm，直徑0.3～0.6cm，紅棕色或棕褐色，上部有4枚三角狀的萼片，十字狀分開。質堅實，富油性。氣芳香濃烈，味辛辣、有麻舌感。以完整、個大、油性足、顏色深紅、香氣濃鬱、入水下沉者為佳。

【用法用量】煎服，1～3g。外用適量，研末外敷。不宜與鬱金同用。

【藥理作用】抑菌，驅蟲，鎮痛、抗炎，抗氧化。

花　椒

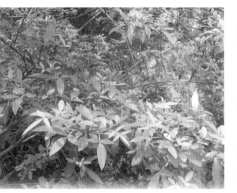

花椒
Zanthoxylum bungeanum Maxim.

【別名】大花椒、大椒、蜀椒、紅椒、香椒、大紅袍。

【來源】芸香科植物青椒*Zanthoxylum schinifolium* Sieb. et Zucc. 或花椒*Zanthoxylum bungeanum* Maxim.的乾燥成熟果皮。

【性狀鑑別】

青椒：多為2～3個上部離生的小蓇葖果，集生於小果梗上，蓇葖果球形，沿腹縫線開裂，直徑3～4mm。外表面灰綠色或暗綠色，散有多數油點和細密的網狀隆起皺紋；內表面類白色，光滑。內果皮常由基部與外果皮分離。殘存種子呈卵形，長3～4mm，直徑2～3mm，表面黑色，有光澤。氣香，味微甜而辛。

花椒：蓇葖果多單生，直徑4～5mm。外表面紫紅色或棕紅色，散有多數疣狀突起的油點，直徑0.5～1mm，對光觀察半透明；內表面淡黃色。香氣濃，味麻辣而持久。

以粒大均勻、色紅油潤、完整不破碎、無雜質、香氣濃鬱、麻味強烈者為佳。

【性味歸經】辛，溫。歸脾、胃、腎經。

【功能主治】溫中止痛，殺蟲止癢。用於脘腹冷痛，嘔吐泄瀉，蟲積腹痛；外治濕疹，陰癢。

【用法用量】煎服，3～6g，水煎或入

丸、散。外用適量，煎水洗可含漱或研末調敷。

【藥理作用】抑制應激性小鼠胃潰瘍的形成；抑制胃腸推進作用，抗腹瀉；抗凝血作用，預防血栓形成；鎮痛和抗菌作用。

【有效驗方】①胃腹冷痛：花椒6g，炮薑8g，製香附6g，飴糖15g。前3味水煎，加入飴糖，空腹服。②寒喘：花椒5g，蘇子15g。水煎服。③婦女陰癢：花椒、蛇床子各30g，藜蘆、吳茱萸各15g，明礬20g。水煎薰洗。④齒疼：川椒30g（去目），搗羅為末，以好白麵搓丸如皂角子大，燒令熱，於所痛處咬之。⑤頭上白禿：花椒末，豬脂調敷。

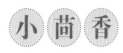

小茴香

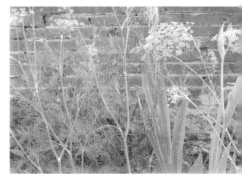

【別名】西茴香、南茴香、穀茴、小香川、穀香。

【來源】傘形科植物茴香 *Foeniculum vulgare* Mill. 的乾燥成熟果實。

【性狀鑒別】本品為雙懸果，呈圓柱形，有的稍彎曲，長4～8mm，直徑1.5～2.5mm。表面黃綠色或淡黃色，兩端略尖，頂端殘留有黃棕色突起的柱基，基部有時有細小的果梗。分果呈長橢圓形，背面有縱棱5條，接合面平坦而較寬。橫切面略呈五邊形，背面的四邊約等長。有特異香氣，味微甜、

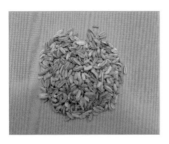

辛。以顆粒均勻、飽滿、黃綠色、香濃味甜者為佳。

【用法用量】煎服，3～6g，水煎或入丸、散。外用適量，研末調敷或炒熱溫熨。

【藥理作用】促進腸蠕動，抗胃潰瘍，利膽，鎮痛平喘。

高良薑

【別名】高涼薑、風薑、小良薑、良薑、蠻薑。

【來源】薑科植物高良薑 *Alpinia officinarum* Hance 的乾燥根莖。

【性狀鑑別】本品呈圓柱形，多彎曲，有分枝，長5～9cm，直徑1～1.5cm。表面棕紅色至暗褐色，有細密的縱皺紋和灰棕色的波狀環節，節間長0.2～1cm，一面有圓形的根痕。質堅韌，不易折斷，斷面灰棕色或紅棕色，纖維性，中柱約占1/3，氣香，味辛辣。以分枝少、色紅棕、香氣濃、味辣者為佳。

【用法用量】煎服，3～6g，水煎或入丸、散。

【藥理作用】鎮痛、止嘔，抗潰瘍，利膽。

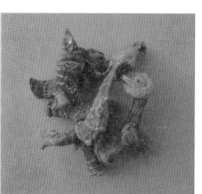 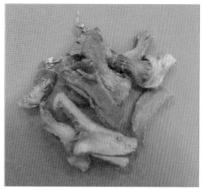

陳　皮

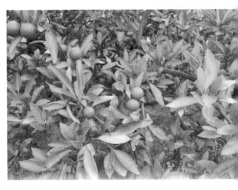

【別名】橘皮、廣陳皮、廣皮、紅皮、建橘皮、新會皮。

【來源】芸香科植物橘 *Citrus reticulata* Blanco 及其栽培變種的乾燥成熟果皮。藥材分為「陳皮」和「廣陳皮」。

【性狀鑑別】

陳皮：常剝成數瓣，基部相連，有的呈不規則的片狀，厚1～4mm。外表面橙紅色或紅棕色，有細皺紋和凹下的點狀油室；內表面淺黃白色，粗糙，附黃白色或黃棕色筋絡狀維管束。質稍硬而脆。氣香，味辛、苦。

廣陳皮：常3瓣相連，形狀整齊，厚度均勻，約1mm。點狀油室較大，對光照視，透明清晰。質較柔軟。

以瓣大、完整、顏色鮮、油潤、質柔軟、氣濃、辛香、味稍甜後感苦辛者為佳。

【用法用量】煎服，3～10g，水煎或入丸、散。

【藥理作用】抗衰老，抗氧化，抗過敏，抗菌，抗腫瘤。

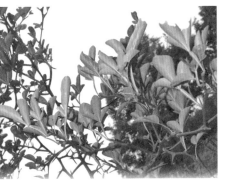

酸橙 *Citrus aurantium* L.

枳　實

【別名】酸橙、苦橙、酸橙枳實、江枳實、香柑、酸柑子。

【來源】芸香科植物酸橙 *Citrus aurantium* L. 及其栽培變種或甜橙 *Citrus sinensis* Osbeck 的乾燥幼果。

【性狀鑒別】本品呈半球形，少數為球形，直徑 0.5～2.5cm，外果皮黑綠色或暗棕綠色，具顆粒狀突起和皺紋，有明顯的花柱殘跡或果梗痕。切面中果皮略隆起，厚 0.3～1.2cm，黃白色或黃褐色，邊緣有 1～2 列油室，瓤囊棕褐色。質堅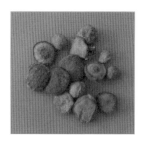硬。氣清香，味苦、微酸。以色綠、質堅實、香氣濃者為佳。

【用法用量】煎服，3～10g，水煎或入丸、散。外用適量，研末調塗；或炒熱熨。孕婦慎用。

【藥理作用】使胃腸收縮節律有力，對心血管系統具有增強心肌收縮力，增加心輸出量，收縮血管和升高血壓的作用，興奮子宮，增強子宮收縮力，鎮靜，利尿。

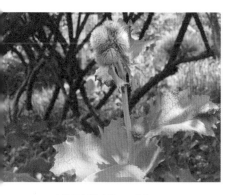

【別名】雲木香、廣木香、老木香。

【來源】菊科植物木香 *Aucklandia lappa* Decne. 的乾燥根。

【性狀鑒別】本品呈圓柱形或半圓柱形，長 5～10cm，直徑 0.5～5cm。表面黃棕色至灰褐色，有明顯的皺紋、縱溝及側根痕。質堅，不易折斷，斷面灰褐色至暗褐色，周邊灰黃色或淺棕黃色，形成層環棕色，有放射狀紋理及散在的褐色點狀油室。氣香特異，味微苦。以質堅實、香氣濃、油性大者為佳。

【用法用量】煎服，3～6g，煎湯、磨汁或入丸、散。外用適量，研末調敷或蜜汁塗。

【藥理作用】對胃腸道具有興奮或抑制的雙向調節作用，利膽，緩解氣管痙攣，降血壓，抑菌。

香 附

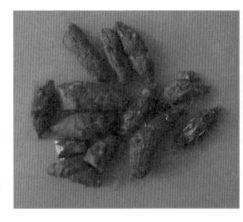

【別名】香附米、毛香附、莎草根、香頭草。

【來源】莎草科植物莎草 *Cyperus rotundus* L. 的乾燥根莖。

【性狀鑑別】本品多呈紡錘形，有的略彎曲，萼2～3.5cm，直徑0.5～1cm。表面棕褐色或黑褐色，有縱皺紋，並有6～10個略隆起的環節，節上有未除淨的棕色毛鬚和鬚根斷痕；去淨毛鬚者較光滑，環節不明顯。質硬，經蒸煮者斷面黃棕色或紅棕色，角質樣；生曬者斷面色白而顯粉性，內皮層環紋明顯，中柱色較深，點狀維管束散在。氣香，味微苦。以色棕、香氣濃者為佳。

【用法用量】煎服，6～10g，煎湯或入丸、散。外用適量，研末撒、調敷或作餅熱熨。

【藥理作用】抑制子宮收縮，鎮痛，抗菌。

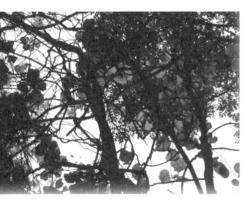

川 楝 子

【別名】金鈴子、川楝實。

【來源】楝科植物川楝 *Melia toosendan* Sieb. et Zucc. 的乾燥成熟果實。

【性狀鑑別】本品呈類球形，直徑2～3.2cm。表面金黃色至棕黃色，微有光澤，少數凹陷或皺縮，具深棕色小點。頂端有花柱殘痕，基部凹陷，有果梗痕。外果皮革質，與果肉間常

成空隙，果肉鬆軟，淡黃色，遇水潤濕顯黏性。果核球形或卵圓形，質堅硬，兩端平截，有 6～8 條縱棱，內分 6～8 室，每室含黑棕色長圓形的種子 1 粒。氣特異，味酸、苦。以表面金黃色、肉黃白色、厚而鬆軟者為佳。

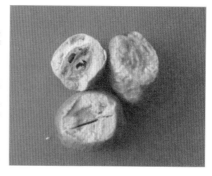

【用法用量】煎服，5～10g，水煎或入丸、散。外用適量，研末調敷。

【藥理作用】抑驅蟲，抑制呼吸中樞，對抗肉毒的中毒作用。

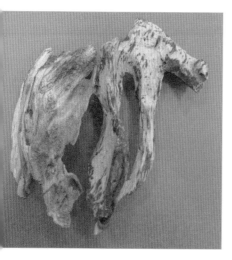

沉 香

【別名】蜜香、沉水香。

【來源】瑞香科植物白木香 *Aquilaria sinensis*（Lour.）Gilg 含有樹脂的木材。

【性狀鑒別】本品呈不規則塊、片狀或盔帽狀，有的為小碎塊。表面凹凸不平，有刀痕，偶有孔洞，可見黑褐色樹脂與黃白色木部相間的斑紋，孔洞及凹窩表面多呈朽木狀。質較堅實。斷面刺狀。氣芳香，味苦。以色黑、質堅硬、油性足、香氣濃而持久、能沉水者為佳。

【用法用量】煎服，1～5g，煎湯，宜後下；磨汁沖服或入丸、散，0.5～1g。

【藥理作用】抑制腸平滑肌痙攣，中樞抑制。

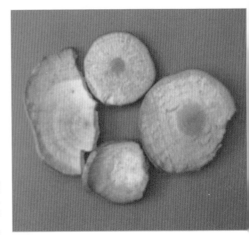

【別名】天臺烏藥、矮樟。

【來源】樟科植物烏藥 *Lindera aggregata*（Sims）Kosterm. 的乾燥塊根。

【性狀鑑別】本品多呈紡錘狀，略彎曲，有的中部收縮成連珠狀，長 6～15cm，直徑 1～3cm。表面黃棕色或黃褐色，有縱皺紋及稀疏的細根痕。質堅硬。切片厚0.2～2mm，切面黃白色或淡黃棕色，射線放射狀，可見年輪環紋，中心顏色較深。氣香，味微苦、辛，有清涼感。以個大、肥壯、質嫩、折斷面香氣濃鬱者為佳。質老、不呈紡錘狀的直根，不可供藥用。

128

【用法用量】煎服，6～10g，水煎或入丸、散。外用適量，研末調敷。

【藥理作用】抗菌、抗病毒，增加消化液分泌、抑制潰瘍形成，興奮心肌。

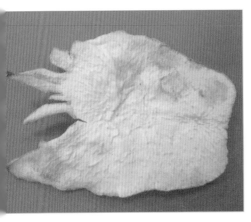

【別名】九爪木、五指橘、佛手柑。

【來源】芸香科植物佛手 *Citrus medica* L. var. *sarcodactylis* Swingle 的乾燥果實。

【性狀鑑別】本品為類橢圓形或卵圓形的薄片，常皺縮或捲

曲，長6～10cm，寬3～7cm，厚0.2～0.4cm。頂端稍寬，常有
3～5個手指狀的裂瓣，基部略窄，有的可見果梗痕。外皮黃綠
色或橙黃色，有皺紋和油點。果肉淺黃白色，散有凹凸不平的
線狀或點狀維管束。質硬而脆，受潮後柔韌。氣香，味微甜後
苦。以片大、皮黃、肉白、香氣濃者為佳。

【用法用量】煎服，3～10g。

【藥理作用】平喘，祛痰，提高免疫功能。

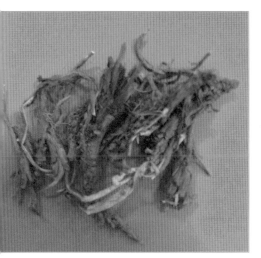

【別名】香松、甘松香。

【來源】敗醬科植物甘松
Nardostachys jatamansi DC. 的
乾燥根及根莖。

【性狀鑒別】本品略呈圓
錐形，多彎曲，長5～18cm。
根莖短小，上端有莖、葉殘
基，呈狹長的膜質片狀或纖維
狀。外層黑棕色，內層棕色或
黃色。根單一或數條交結、分枝或並列，直徑0.3～1cm。表面
棕褐色，皺縮，有細根和鬚根。質鬆脆，易折斷，斷面粗糙，
皮部深棕色，常呈裂片狀，木部黃白色。氣特異，味苦而辛，
有清涼感。以條長、根粗、香氣濃者為佳。

【用法用量】煎服，3～6g，水煎。外用適量，泡湯漱口或
煎湯洗腳或研末敷患處。

【藥理作用】中樞鎮靜作用；抗心律失常；抑制平滑肌痙
攣。

檀　香

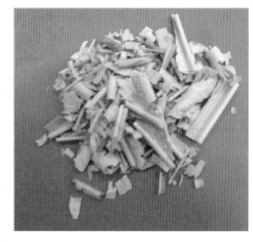

【別名】白檀、白檀木。

【來源】檀香科植物檀香 *Santalum album* L. 樹幹的乾燥心材。

【性狀鑑別】本品為長短不一的圓柱形木段，有的略彎曲，一般長約 1m，直徑 10～30cm。外表面灰黃色或黃褐色，光滑細膩，有的具疤節或縱裂，橫截面呈棕黃色，顯油跡；棕色年輪明顯或不明顯，縱向劈開紋理順直。質堅實，不易折斷。氣清香，燃燒時香氣更濃；味淡，嚼之微有辛辣感。以條粗壯、色黃、質堅實、油性足、香氣濃者為佳。

【用法用量】煎服，2～5g，水煎或入丸、散。外用適量，研末外敷。

【藥理作用】增強胃腸蠕動，促進消化液的分泌，抗菌，利尿。

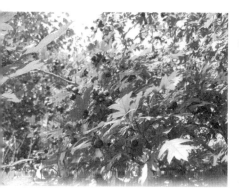

山 楂

【別名】山裡紅、山裡果、酸楂。

【來源】薔薇科植物山裡紅 *Crataegus pinnatifida* Bge. var. major N. E. Br. 或山楂 *Crataegus pinnatifida* Bge. 的乾燥成熟果實。

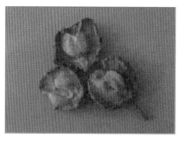

【性狀鑑別】本品為圓形片，皺縮不平，直徑 1～2.5cm，厚 0.2～0.4cm。外皮紅色，具皺紋，有灰白色小斑點。果肉深黃色至淺棕色。中部橫切片具 5 粒淺黃色果核，但核多脫落而中空。有的片上可見短而細的果梗或花萼殘跡。氣微清香，味酸、微甜。以色紅、果肉細膩、無雜質、味酸而微甜者為佳。

【用法用量】煎服，9～12g，水煎、生食或榨汁飲。外用適量，研末調敷。

【藥理作用】降血脂，抗心律不整，抗心肌缺血，抗菌。

神 麴

【別名】建神麴、六神麴。

【來源】為辣蓼、青蒿、杏仁等藥加入麵粉或麩皮混合後，經發酵而形成的麴劑。

【性狀鑑別】本品呈方形或長方形塊狀，直徑約 3cm，厚約 1cm。外

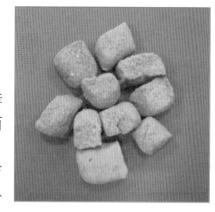

表土黃色，粗糙，質硬脆，易斷。斷面不平坦，類白色，可見未被粉碎的褐色殘渣及發酵後的空隙，具陳腐氣，味苦。以身乾、陳久、無蟲蛀、雜質少者為佳。

【用法用量】煎服，10～15g，水煎或入丸、散。

【藥理作用】提高消化能力，增進食慾。

 麥 芽

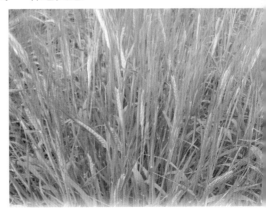

【別名】麥蘗、大麥芽、大麥毛、草大麥。

【來源】禾本科植物大麥 *Hordeum vulgare* L. 的成熟果實經發芽乾燥的炮製加工品。

【性狀鑑別】本品呈梭形，長 8～12mm，直徑 3～4mm。表面淡黃色，背面為外稃包圍，具5脈；腹面為內稃包圍。除去內外稃後，腹面有1條縱溝；基部胚根外生出幼芽和鬚根，幼芽長披針狀條形，長約5mm。鬚根數條，纖細而彎曲。質硬，斷面白色，粉性。氣微，味微甘。以長短均勻、色淺、完整者為佳。

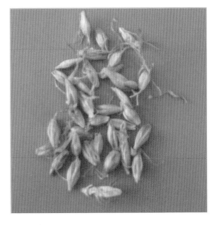

【用法用量】煎服，10～15g，水煎或入丸、散；回乳60g，炒用。外用適量，研末調敷或浸酒搽塗。

【藥理作用】助消化，降血糖，抗真菌，抑制催乳素釋放。

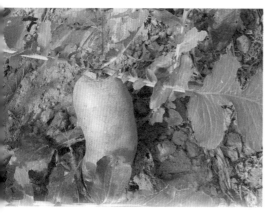

萊菔子

【別名】蘿蔔子、蘿白子、菜頭子。

【來源】十字花科植物蘿蔔 *Raphanus sativus* L. 的乾燥成熟種子。

【性狀鑑別】本品呈類卵圓形或橢圓形,稍扁,長2.5～4mm,寬2～3mm,表面黃棕色、紅棕色或灰棕色。一端有深棕色圓形種臍,一側有數條縱溝。種皮薄而脆,子葉2,黃白色,有油性。氣微,味淡、微苦辛。以粗大、飽滿、油性大者為佳。

【用法用量】煎服,5～12g,水煎或入丸、散。

【藥理作用】促消化,抗菌,降壓。

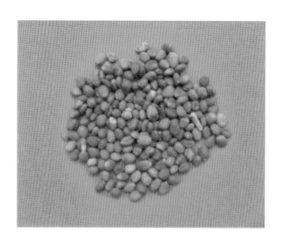

使君子

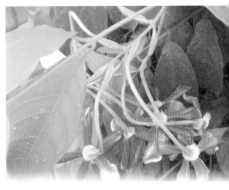

【別名】留球子、史君子、五棱子、冬均子。

【來源】使君子科植物使君子 *Quisqualis indica* L. 的乾燥成熟果實。

【性狀鑑別】本品呈橢圓形或卵圓形，具5條縱棱，偶有4～9棱，長2.5～4cm，直徑約2cm。表面黑褐色至紫黑色，平滑，微具光澤。頂端狹尖，基部鈍圓，有明顯圓形的果梗痕。質堅硬，橫切面多呈五角星形，棱角外殼較厚，中間呈類圓形空腔。種子長橢圓形或紡錘形，長約2cm，直徑約1cm；表面棕褐色或黑褐色，有多數縱皺紋；種皮薄，易剝離；子葉2，黃白色，有油性，斷面有裂隙。氣微香，味微甜。以個大、色紫黑、具光澤、仁飽滿、色黃白者為佳。

【用法用量】煎服，9～12g，水煎；6～9g，入丸、散。外用適量，研末調敷。

【藥理作用】驅蛔蟲、蟯蟲；抗皮膚真菌。

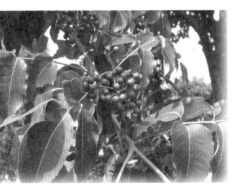

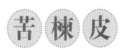

苦楝皮

【別名】川楝皮、楝皮、雙白皮。

【來源】楝科植物川楝 *Melia toosendan* Sieb. et Zucc. 或楝 *M. azedarach* L.的乾燥樹皮和根皮。

【性狀鑑別】本品呈不規則板片狀、槽狀或半捲筒狀，長寬不一，厚2～6mm。外表面灰棕色或灰褐色，粗糙，有交織

的縱皺紋和點狀灰棕色皮孔，除
去粗皮者淡黃色；內表面類白色
或淡黃色。質韌，不易折斷，斷
面纖維性，呈層片狀，易剝離。
氣微，味苦。以除淨粗皮者及幼
嫩樹皮為佳。

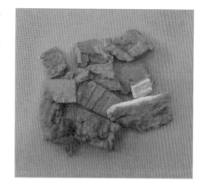

【用法用量】煎服，6～
9g。外用適量。本品有毒，不宜
過量或持續服用。

【藥理作用】驅蟲；抗真菌；中樞抑制作用。

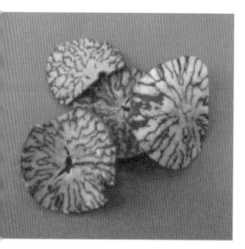

檳　榔

【別名】大腹檳榔、檳榔
子、青仔、檳榔玉、榔玉。

【來源】棕櫚科植物檳榔
Areca catechu L. 的乾燥成熟種
子。

【性狀鑑別】本品呈扁球形
或圓錐形，高1.5～3.5cm，底部
直徑1.5～3cm。表面淡黃棕色或
淡紅棕色，具稍凹下的網狀溝紋，底部中心有圓形凹陷的珠
孔，其旁有1明顯疤痕狀種臍。質堅硬，不易破碎，斷面可見
棕色種皮與白色胚乳相間的大理石樣花紋。氣微，味澀、微
苦。以個大、體重、堅實、斷面顏色鮮豔、無破裂者為佳。

【用法用量】煎服，3～10g，驅條蟲、薑片蟲30～60g，水
煎或入丸、散。外用適量，水煎洗或研末調敷。

【藥理作用】驅蟲，興奮膽鹼受體，抗病原微生物，降壓。

鶴 草 芽

【別名】龍芽草芽、仙鶴草根芽。

【來源】薔薇科植物仙鶴草 *Agrimonia pilosa* Ledeb. 的地下冬芽。

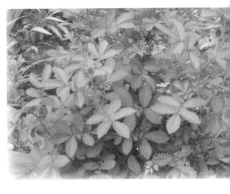

【性狀鑒別】本品呈圓錐形或圓錐狀圓柱形，黃白色，常彎曲，長1～3cm。外面包被數枚披針形的黃白色膜質鱗葉，有數條縱向的葉脈，基部棕色。質脆易碎。略有

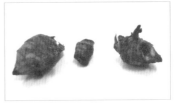

豆腥氣，味微甜而後苦澀。以質嫩、完整、色黃白者為佳。

【用法用量】煎服，30～45g，研末吞服，不宜入煎劑。

【藥理作用】抑制條蟲糖原分解；抑殺血吸蟲、陰道滴蟲病、瘧原蟲、囊蟲等。

雷 丸

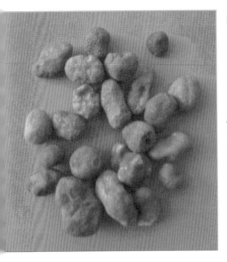

【別名】竹苓、雷實、竹鈴芝。

【來源】白蘑科真菌雷丸 *Omphalia lapidescens* Schroet. 的乾燥菌核。

【性狀鑒別】本品為類球形或不規則團塊，直徑1～3cm。表面黑褐色或棕褐色，有略隆起的不規則網狀細紋。質堅實，不易破裂，斷面不平坦，白色或淺灰黃色，常有黃白色大

理石樣紋理。氣微，味微苦，嚼之有顆粒感，微帶黏性，久嚼無渣。以個大、斷面色白、粉狀者為佳。斷面色褐呈角質樣者，不可供藥用。

【用法用量】煎服，15～21g，不宜入煎劑，一般研粉服，一次5～7g，飯後用溫開水調服。外用適量，研粉或煎湯搽患處。

【藥理作用】驅絛蟲；抗陰道毛滴蟲；對水蛭和蚯蚓有較顯著的殺蟲作用。

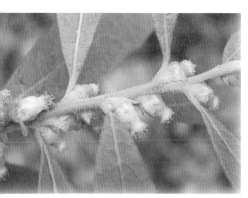

 鶴 虱

【別名】鵠虱、鬼虱、北鶴虱。

【來源】菊科植物天名精 *Carpesium abrotanoides* L. 的乾燥成熟果實。

【性狀鑒別】本品呈圓柱狀，細小，長3～4mm，直徑不及1mm。表面黃褐色或暗褐色，具多數縱棱。頂端收縮呈細喙狀，先端擴展成灰白色圓環；基部稍尖，有著生痕跡。果皮薄，纖維性，種皮菲薄透明，子葉2，類白色，稍有油性。氣特異，味微苦。以粒飽滿、種子色白、油性足者為佳。

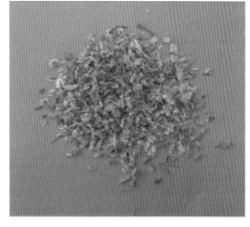

【用法用量】煎服，3～9g，多入丸、散或水煎。

【藥理作用】驅蚘蟲，鬆弛肌肉。

榧 子

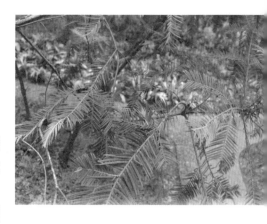

【別名】榧實、玉山果、玉榧。

【來源】紅豆杉科植物榧 *Torreya grandis* Fort. 的乾燥成熟種子。

【性狀鑒別】本品呈卵圓形或長卵圓形，長 2～3.5cm，直徑 1.3～2cm。表面灰黃色或淡黃棕色，有縱皺紋，一端鈍圓，可見橢圓形的種臍，另端稍尖。種皮質硬，厚約 1mm。種仁表面皺縮，外胚乳灰褐色，膜質；內胚乳黃白色，肥大，富油性。氣微，味微甜而澀。以個大、殼薄、種仁黃白色、不泛油、不破碎者為佳。

【性味歸經】甘，平。歸肺、胃、大腸經。

【功能主治】殺蟲消積，潤肺止咳，潤燥通便。用於鉤蟲病，蛔蟲病，條蟲病，蟲積腹痛，小兒疳積，肺燥咳嗽，大便秘結。

【用法用量】煎服，9～15g，驅蟲劑量可大，生品帶殼水煎或炒熟去殼嚼服，入丸、散。大便溏薄者不宜用。

【藥理作用】驅蟲，收縮子宮。

【有效驗方】①驅十二指腸蟲、蛔蟲、蟯蟲等：榧子、使君子仁、大蒜瓣等量。切碎，水煎服。②絲蟲病：榧子肉250g，頭髮灰（血餘灰）50g。研末混合調蜜搓成150丸，每次2丸，日服3次，4天為一療程。③寸白蟲：每天吃榧子七顆，連續7天。④鉤蟲病：每天吃炒榧子150～250g，直至確證大便中蟲卵消失為止。

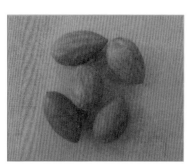

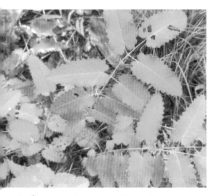

地榆 *Sanguisorba officinalis* L.

地 榆

【別名】黃瓜香、山地瓜、紅地榆。

【來源】薔薇科植物地榆 *Sanguisorba officinalis* L. 或長葉地榆 *Sanguisorba officinalis* L. var. *longifloria*（Bert.）Yü et Li 的乾燥根。後者習稱「綿地榆」。

【性狀鑑別】

地榆：呈不規則紡錘形或圓柱形，稍彎曲，長5～25cm，直徑0.5～2cm。表面灰褐色至暗棕色，粗糙，有縱紋。質硬，斷面較平坦，粉紅色或淡黃色，木部略呈放射狀排列。氣微，味微苦澀。

綿地榆：本品呈長圓柱形，稍彎曲，著生於短粗的根莖上；表面紅棕色或棕紫色，有細縱紋。質堅韌，斷面黃棕色或紅棕色，皮部有多數黃白色或黃棕色綿狀纖維。氣微，味微苦澀。

均以條粗、質堅、斷面粉紅色者為佳。

【性味歸經】苦、酸、澀，微寒。歸肝、大腸經。

【功能主治】涼血止血，解毒斂瘡。用於便血，痔血，血痢，崩漏，水火燙傷，癰腫瘡毒。

【用法用量】煎服，9～15g，水煎或榨汁飲。外用適量，研末塗患處或煎水洗。

【藥理作用】止血，止瀉，抗菌，抗炎。

【有效驗方】①痢疾：地榆6g，炒烏梅5枚，山楂3g。水煎服。②便血：地榆、炙甘草4：3混合。研末，每次15g，加入砂仁3g。水煎服。③原發性血小板減少性紫癜：生地榆、太

子參各50g，或加懷牛膝50g。水煎服。④**濕疹**：地榆50g。水煎後，紗布蘸藥液濕敷。⑤**毒蛇咬傷**：地榆。絞汁服用並外塗。

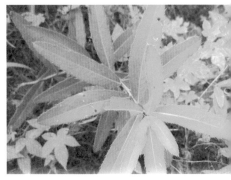

【別名】刺菜、小刺蓋、刺薊菜、刺芽菜。

【來源】菊科植物刺兒菜 *Cirsium setosum*（Willd.）MB. 的乾燥地上部分。

【性狀鑑別】本品莖呈圓柱形，有的上部分枝，長5～30cm，直徑0.2～0.5cm；表面灰綠色或帶紫色，具縱棱及白色柔毛；質脆，易折斷，斷面中空。葉互生，無柄或有短柄；葉片皺縮或破碎，完整者展平後呈長橢圓形或長圓狀披針形，長3～12cm，寬0.5～3cm；全緣或微齒裂至羽狀深裂，齒尖具針刺；上表面綠褐色，下表面灰綠色，兩面均具白色柔毛。頭狀花序單個或數個頂生；總苞鐘狀，苞片5～8層，黃綠色；花紫紅色。氣微，味微苦。以色綠、葉多者為佳。

【用法用量】煎服，5～12g，水煎；鮮品可用30～60g，水煎或搗汁飲。外用鮮品適量，搗爛敷患處。

【藥理作用】止血，抗菌，興奮心臟，升高血壓，鎮靜。

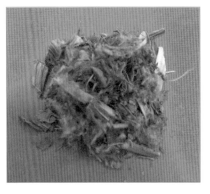

【別名】大刺兒菜、大刺蓋、虎薊、刺薊。

【來源】菊科植物薊 *Cirsium japonicum* Fisch. ex DC. 的乾燥地上部分。

【性狀鑑別】本品莖呈圓柱形，基部直徑可達1.2cm；表面綠褐色或棕褐色，有數條縱棱，被絲狀毛；斷面灰白色，髓部疏鬆或中空。葉皺縮，多破碎，完整葉片展平後呈倒披針形或倒卵狀橢圓形，羽狀深裂，邊緣具不等長的針刺；上表面灰綠色或黃棕色，下表面色較淺，兩面均具灰白色絲狀毛。頭狀花序頂生，球形或橢圓形，總苞黃褐色，羽狀冠毛灰白色。氣微，味淡。以色灰綠、葉多者為佳。

【用法用量】煎服，9～15g，水煎、搗汁或入丸、散。外用適量，搗敷或搗汁塗。

【藥理作用】止血，抗菌，降低血壓。

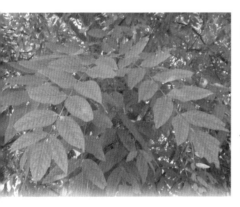

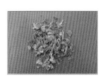

槐 花

【別名】槐蕊、槐米。

【來源】豆科植物槐 *Sophora japonica* L. 的乾燥花及花蕾。前者習稱「槐花」，後者習稱「槐米」。

【性狀鑑別】

槐花：皺縮而捲曲，花瓣多散落。完整者花萼鐘狀，黃綠色，先端5淺裂；花瓣5，黃色或黃白色，1片較大，近圓形，先端微凹，其餘4片長圓形。雄蕊10，其中9個基部連合，花絲細長。雌蕊圓柱形，彎曲。體輕。氣微，味微苦。

槐米：呈卵形或橢圓形，長2～6mm，直徑約2mm。花萼下部有數條縱紋。萼的上方為黃白色未開放的花瓣。花梗細小。體輕，手撚即碎。氣微，味微苦澀。以個大、緊縮、色黃綠者為佳。

【用法用量】煎服，5～10g，水煎或入丸、散。外用適量，研末外敷。

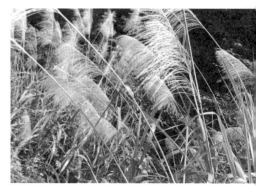

【藥理作用】降壓，降血脂，抗炎，抗潰瘍，抗病原微生物。

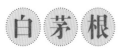

【別名】茅根、甜草根、地節根、茹根、藍根。

【來源】禾本科植物白茅 *Imperata cylindrica* Beauv. var. *major*（Nees）C. E. Hubb.的乾燥根莖。

【性狀鑑別】本品呈長圓柱形，長 30～60cm，直徑 0.2～0.4cm。表面黃白色或淡黃色，微有光澤，具縱皺紋，節明顯，稍突起，節間長短不等，通常萼 1.5～3cm。體輕，質略脆，斷面皮部白色，多有裂隙，放射狀排列，中柱淡黃色，易與皮部剝離。氣微，味微甜。以條粗、色白、味甜者為佳。

【用法用量】煎服，9～30g，鮮品加倍，水煎。外用適量，搗汁或研末塗敷。

【藥理作用】利尿，止血，抗炎，抗菌。

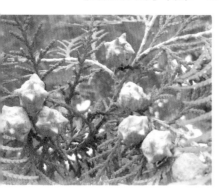

側柏葉

【別名】柏葉、扁柏葉、叢柏葉。

【來源】柏科植物側柏 *Platycludus orientalis*（L.）Franco 的乾燥枝梢和葉。

【性狀鑑別】本品多分枝，小枝扁平。葉細小鱗片狀，交互對生，貼伏於枝上，深綠色或黃綠色。質脆，易折斷。氣清

香，味苦澀、微辛。以葉嫩、青綠色、無碎末者為佳。

【用法用量】煎服，6～12g，水煎或入丸、散。外用適量，煎水洗，搗敷或研末敷。

【藥理作用】止血，鎮咳、祛痰，鎮靜，抗菌。

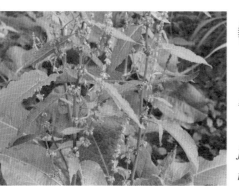

羊蹄 *Rumex japonicus* Houtt.

羊　蹄

【別名】羊蹄大黃、土大黃、牛舌根、牛蹄。

【來源】蓼科植物羊蹄 *Rumex japonicus* Houtt. 或尼泊爾羊蹄 *Rumex nepalensis* Spreng. 的乾燥根。

【性狀鑑別】

羊蹄：呈類圓錐形，長6～18cm，直徑0.8～1.8cm。根頭部有殘留莖基及支根痕。根表面棕灰色，具縱皺紋及橫向突起的皮孔樣疤痕。質硬易折斷，斷面灰黃色顆粒狀。氣特殊，味微苦澀。

尼泊爾羊蹄：呈類圓錐形，下部有分枝，長約13cm，直徑達2.5cm。根頭部具殘留莖基及支根痕，周圍具少量乾枯的棕色葉基纖維，其下有密集橫紋。根表面黃灰色，多縱溝及橫長皮孔樣疤痕。質硬易折斷，折斷面淡棕色。氣微，味苦澀。

以條粗壯、斷面色棕、味苦澀者為佳。

【用法用量】煎服，9～15g，水煎或搗汁服。外用適量，搗敷、磨汁塗或煎水洗。

【藥理作用】抑菌，緩瀉，止血，抑制白血病患者血細胞脫氫酶活性。

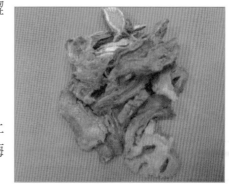

三 七

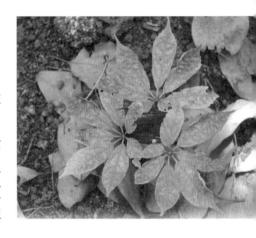

【別名】參三七、田七、金不換。

【來源】五加科植物三七 *Panax notoginseng* （Burk.） F. H. Chen 的乾燥根和根莖。主根、支根及根莖分開乾燥。支根習稱「筋條」，根莖習稱「剪口」。

【性狀鑒別】

主根：呈類圓錐形或圓柱形，長1～6cm，直徑14cm。表面灰褐色或灰黃色，有斷續的縱皺紋和支根痕。頂端有莖痕，周圍有瘤狀突起。體重，質堅實，斷面灰綠色、黃綠色或灰白色，木部微呈放射狀排列。氣微，味苦回甜。

筋條：呈圓柱形或圓錐形，長2～6 cm，上端直徑約0.8cm，下端直徑約0.3 cm。

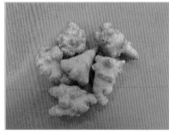

剪口：呈不規則的皺縮塊狀或條狀，表面有數個明顯的莖痕及環紋，斷面中心灰綠色或白色，邊緣深綠色或灰色。

以個大、體重、質堅、表面光滑、斷面灰綠色或黃綠色者為佳。

【性味歸經】甘、微苦，溫。歸肝、胃經。

【功能主治】散瘀止血，消腫定痛。用於咯血，吐血，衄血，便血，崩漏，外傷出血，胸腹刺痛，跌撲腫痛。

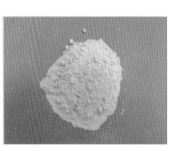

【用法用量】煎服，3～9g，水煎；1～3g，研粉吞服。外用適量，磨汁塗或

研末調敷。孕婦慎用。

【藥理作用】止血，抗血栓，促進造血，擴張血管、降低血壓，改善微循環，增加血流量，預防和治療心腦組織缺血、缺氧症，增強免疫力，抗腫瘤，抗炎，鎮痛，保肝，雙向調節血糖，降血脂。

【有效驗方】①**各種出血**：熟地60g，生地30g，荊芥3g，三七末9g，當歸30g，黃耆30g。水煎服。②**產後出血不止**：人參、當歸、黃耆、白朮各30g，三七末9g。水煎服。③**心絞痛**：三七粉。水沖服，每次6g，每日2次。④**冠心病**：三七粉。水沖服，每次1g，每日3次。

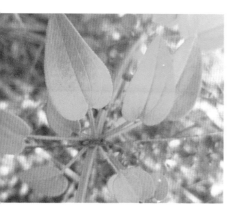

茜　草

【別名】紅茜草、茜草根、茜根。

【來源】茜草科植物茜草 *Rubia cordifolia* L. 的乾燥根和根莖。

【性狀鑒別】本品根莖呈結節狀，叢生粗細不等的根。根呈圓柱形，略彎曲，長10～25cm，直徑0.2～1cm；表面紅棕色或暗棕色，具細縱皺紋和少數細根痕；皮部脫落處呈黃紅色。質脆，易折斷，斷面平坦皮部狹，紫紅色，木部寬廣，淺黃紅色，導管孔多數。氣微，味微苦，久嚼刺舌。以條粗、表面紅棕色、斷面紅黃色、無莖基及泥土者為佳。

【用法用量】煎服，6～10g，水煎、浸酒或入丸、散。

【藥理作用】止血，抗病原微生物，止咳、祛痰，排石，利尿，降低血壓，抗炎。

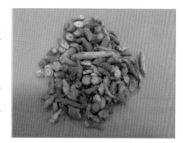

蒲 黃

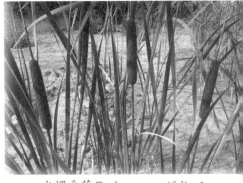

水燭香蒲 *Typha angustifolia* L.

【別名】香蒲、水蠟燭、蒲草。

【來源】香蒲科植物水燭香蒲 *Typha angustifolia* L.、東方香蒲 *Typha orientalis* Presl 或同屬植物的乾燥花粉。

【性狀鑒別】本品為黃色粉末。體輕，放水中則飄浮水面。手撚有滑膩感，易附著手指上。氣微，味淡。以粉細、質輕、色鮮黃、滑膩感強者為佳。

【用法用量】煎服，5～10g，包煎或入丸、散。外用適量，敷患處。散瘀止痛多生用；止血多炒用；血瘀出血，生熟各半。孕婦慎用。

【藥理作用】促進凝血、止血，對心血管系統具有改善心肌微循環、抗心肌缺血、降血壓、降血脂的作用，增強子宮收縮力，抗菌，抗炎。

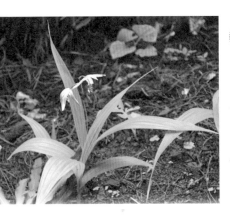

白 及

【別名】白芨、百笠、白及子、白雞兒。

【來源】為蘭科植物白及 *Bletilla striata*（Thunb.）Reichb. f. 的乾燥塊莖。

【性狀鑒別】本品呈不規則扁圓形，多有2～3個爪狀分枝，長1.5～5cm，厚0.5～1.5cm。表面灰白色或黃白色，有數圈同心環節和棕色點狀鬚根痕，上面

有突起的莖痕，下面有連接另一塊莖的痕跡。質堅硬，不易折斷，斷面類白色，角質樣。氣微，味苦，嚼之有黏性。以個大、飽滿、色白、半透明、質堅實者為佳。

【用法用量】煎服，6～15g，水煎；3～6g，研末吞服或入丸、散。外用適量，研末撒或調塗。

【藥理作用】止血，抑制潰瘍，促進創面癒合，保護胃黏膜，抗病原微生物，抗癌。

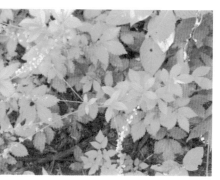

仙 鶴 草

【別名】草龍芽、龍芽草、龍頭草、黃龍尾、狼牙草。

【來源】為薔薇科植物仙鶴草 *Agrimonia pilosa* Ledeb. 的乾燥地上部分。

【性狀鑒別】本品長 50～100 cm，全體被白色柔毛。莖下部圓柱形，直徑 4～6mm，紅棕色，上部方柱形，四面略凹陷，綠褐色，有縱溝和棱線，有節；體輕，質硬，易折斷，斷面中空。單數羽狀複葉互生，暗綠色，皺縮捲曲；質脆，易碎；葉片有大小 2 種，相間生於葉軸上，頂端小葉較大，完整小葉片展平後呈卵形或長橢圓形，先端尖，基部楔形，邊緣有鋸齒；托葉 2，抱莖，斜卵形。總狀花序細長，花萼下部呈筒狀，萼筒上部有鉤刺，先端 5 裂，花瓣黃色。氣微，味微苦。以質嫩、葉多而完整、色青綠者為佳。

【用法用量】煎服，6～12g，水煎服。外用適量，搗敷。

【藥理作用】促凝血，抗菌，抗炎，殺蟲，強心，興奮呼吸中樞，降糖。

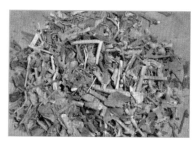

藕　節

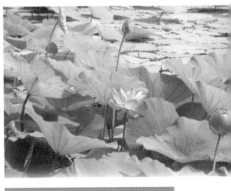

【別名】南藕節、老藕節、雪藕節、光旁節。

【來源】睡蓮科植物蓮 *Nelumbo nucifera* Gaertn. 的乾燥根莖節部。

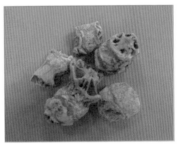

【性狀鑒別】本品呈短圓柱形，中部稍膨大，長2～4cm，直徑約2cm。表面灰黃色至灰棕色，有殘存的鬚根和鬚根痕，偶見暗紅棕色的鱗葉殘基。兩端有殘留的藕，表面皺縮有縱紋。質硬，斷面有多數類圓形的孔。氣微，味微甘、澀。以節部黑褐色、兩頭白色、乾燥、無鬚根泥土者為佳。

【用法用量】煎服，9～15g，水煎、搗汁或入散劑。

【藥理作用】止血。

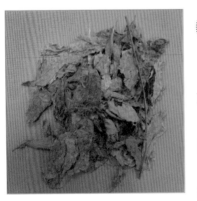

紫　珠

【別名】紫珠草、止血草、雅木草、白毛草。

【來源】馬鞭草科植物杜虹花 *Callicarpa formosana* Rolfe 的乾燥葉。

【性狀鑒別】本品多皺縮、捲曲，有的破碎。完整葉片展平後呈卵狀橢圓形或橢圓形，長4～19cm，寬2.5～9cm。先端漸尖或鈍圓，基部寬楔形或鈍圓，邊緣有細鋸齒，近基部全緣。上表面灰綠色

或棕綠色，被星狀毛和短粗毛；下表面淡綠色或淡棕綠色，密被黃褐色星狀毛和金黃色腺點，主脈和側脈突出，小脈伸入齒端。葉柄長0.5～1.5cm。氣微，味微苦澀。以葉片完整、毛茸和腺點多、色綠者為佳。

【用法用量】煎服，10～15g，鮮品加倍。1.5～3g，研末吞服或入丸、散。外用適量，鮮品搗敷或研末撒。

【藥理作用】止血，抗菌。

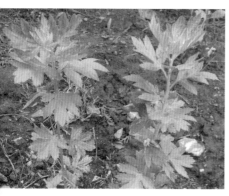

艾 葉

【別名】艾、艾蒿、蘄艾、艾蓬、家艾。

【來源】菊科植物艾 Artemisia argyi Lévl. et Vant.的乾燥葉。

【性狀鑒別】本品多皺縮、破碎，有短柄。完整葉片展平後呈卵狀橢圓形，羽狀深裂，裂片橢圓狀披針形，邊緣有不規則的粗鋸齒；上表面灰綠色或深黃綠色，有稀疏的柔毛和腺點，下表面密生灰白色絨毛。質柔軟。氣清香，味苦。以色青、背面灰白色、絨毛多、葉厚、質柔軟而韌、香氣濃鬱者為佳。

149

【性味歸經】辛、苦，溫；有小毒。歸肝、脾、腎經。

【功能主治】溫經止血，散寒止痛；外用祛濕止癢。用於吐血，衄血，崩漏，月經過多，胎漏下血，少腹冷痛，經寒不調，宮冷不孕；外治皮膚瘙癢。醋艾炭溫經止血，用於虛寒性出血。

【用法用量】煎服，3～9g，水煎、搗汁或入丸、散。外用適量，供灸治或薰洗用。

【藥理作用】抗細菌，抗真菌，平喘，利膽，止血，興奮子宮平滑肌，抗過敏。

【有效驗方】①傳染病、流行病期間空氣消毒：艾葉、蒼朮各適量。關閉門窗，點燃艾葉薰煙。②痛經（屬虛寒者）：艾葉9g，香附10g。水煎加紅糖少許服之。③胎動不安：艾葉9g，苧麻根30g，紫蘇根10g，雞蛋2枚。水煎去渣，食蛋喝湯。④習慣性流產：陳艾葉15g，雞蛋1枚。將艾葉、雞蛋同放砂鍋內煮食。⑤嬰兒受寒腹痛：艾葉5g。烘乾，揉搓成綿狀，填敷臍孔，以棉墊紗布覆蓋、膠布固定。⑥預防小兒腸胃病：艾絨適量，砂仁6g。研細末，填充到小兒肚兜中，經常佩戴此肚兜有預防作用。

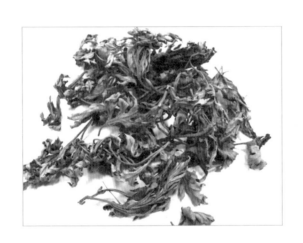

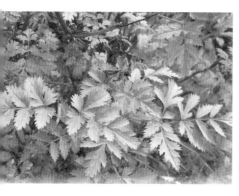

川　芎

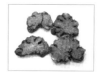

【別名】芎藭、杜芎、雲芎、山川芎。

【來源】傘形科植物川芎 *Ligusticum chuanxiong* Hort. 的乾燥根莖。

【性狀鑑別】本品為不規則結節狀拳形團塊，直徑2～7cm，表面黃褐色，粗糙皺縮，有多數平行隆起的輪節，頂端有凹陷的類圓形莖痕，下側及輪節上有多數小瘤狀根痕。質堅實，不易折斷，斷面黃白色或灰黃色，散有黃棕色的油室，形成層環呈波狀。氣濃香，味苦、辛，稍有麻舌感，微甜。以個大、質堅實、斷面黃白、油性大、香氣濃者為佳。

【用法用量】煎服，3～10g，煎湯或入丸、散。外用適量，研末撒或調敷。

【藥理作用】鎮靜，改善心肌缺氧狀況，小劑量能興奮子宮和腸道平滑肌，大劑量則能麻痹子宮和腸道平滑肌，抗菌，抗輻射。

延　胡　索

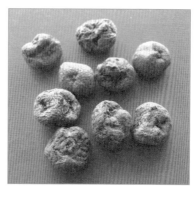

【別名】元胡、元胡索、玄胡、玄胡索、延胡。

【來源】罌粟科植物延胡索 *Corydalis yanhusuo* W. T. Wang 的乾燥塊莖。

【性狀鑑別】本品呈不規則的扁球形，直徑0.5～1.5cm。表面黃色或黃褐色，有不規則網狀皺紋。頂端有略凹陷的莖痕，底部常有疙瘩狀突起。質硬而脆，斷面黃

色，角質樣，有蠟樣光澤。氣微，味苦。以個大、飽滿、質堅實、斷面色黃者為佳。

【用法用量】煎服，3～10g，水煎或入丸、散。外用適量，研末調敷。

【藥理作用】鎮痛，催眠，鎮靜，抗心肌缺血，降低血壓，抗潰瘍。

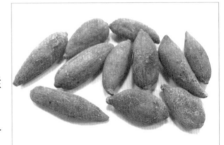

【別名】溫鬱金、黃絲鬱金、桂鬱金、綠絲鬱金、黃鬱。

【來源】薑科植物溫鬱金 *Curcuma wenyujin* Y. H. Chen et C. Ling、薑黃 *Curcuma longa* L.、廣西莪朮 *Curcuma kwangsiensis* S. G. Lee et C. F. Liang 或蓬莪朮 *Curcuma phaeocaulis* Val. 的乾燥塊根。前兩者分別習稱「溫鬱金」和「黃絲鬱金」，其餘按性狀不同習稱「桂鬱金」和「綠絲鬱金」。

【性狀鑑別】

溫鬱金：呈長圓形或卵圓形，稍扁，有的微彎曲，兩端漸尖，長3.5～7cm，直徑1.2～2.5cm。表面灰褐色或灰棕色，具不規則的縱皺紋，縱紋隆起處色較淺。質堅實，斷面灰棕色，角質樣；內皮層環明顯。氣微香，味微苦。

黃絲鬱金：呈紡錘形，有的一端細長，長2.5～4.5cm，直徑1～1.5cm。表面棕灰色或灰黃色，具細皺紋。斷面橙黃色，外周棕黃色至棕紅色。氣芳香，味辛辣。

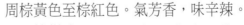

桂鬱金：呈長圓錐形或長圓形，長2～6.5cm，直徑1～1.8cm。表面具疏淺縱紋或較粗糙網狀皺紋。氣微，味微辛苦。

綠絲鬱金：呈長橢圓形，較粗壯，長

1.5～3.5cm，直徑1～1.2cm。氣微，味淡。

均以質堅實、外皮皺紋細、斷面色黃者為佳。

【性味歸經】辛、苦，寒。歸肝、心、肺經。

【功能主治】活血止痛，行氣解鬱，清心涼血，利膽退黃。用於胸脅刺痛，胸痺心痛，經閉痛經，乳房脹痛，熱病神昏，癲痛發狂，血熱吐衄，黃疸尿赤。

【用法用量】煎服，3～10g，煎湯、磨汁或入丸、散。外用適量，研末調敷。

【藥理作用】保護肝細胞、促進肝細胞再生，降低全血黏度、抑制血小板聚集，降低血漿纖維蛋白含量，抑菌，降血脂。

【有效驗方】①鼻出血、吐血：鬱金適量。研為末，每次6g，水送服。②尿血：鬱金50g，蔥白一把。鬱金搗為末，與蔥白同煎。③膽結石及黃疸：鬱金、熊膽、明礬、火硝。研細為丸或作散劑，每服0.3～1g，水送服。④腸梗阻：鬱金、桃仁、瓜蔞各15g。水煎後加麻油250g，1次溫服。⑤治痔瘡腫痛：鬱金。研末水調塗之。

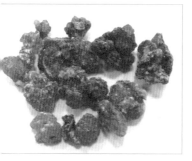

【別名】乳頭香、阿乳香、阿拉伯乳香、天澤香、摩勒香、多伽羅香。

【來源】橄欖科植物乳香樹 *Boswellia carterii* Birdw. 及同屬植物 *Boswellia bhazwdajiana* Birdw.樹皮滲出的樹脂。

【性狀鑒別】本品呈長卵形滴乳狀、類圓形顆粒或黏合成大小不等的不規則塊狀物。大者長達2cm（乳香珠）或5cm（原乳香）。表面黃白色，半透明，被有黃白色粉末，久存則顏色加深。質脆，遇熱軟化。破碎面有玻璃樣或蠟樣光澤。具特異香氣，味微苦。

【用法用量】煎服，3～5g，煎湯或入丸、散。外用適量，研末調敷。

【藥理作用】鎮痛，消炎，升高白細胞，促進傷口癒合。

 薑 黃

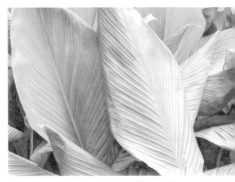

【別名】黃薑、色薑黃、建薑黃。

【來源】薑科植物薑黃 *Curcuma longa* L. 的乾燥根莖。

【性狀鑒別】本品呈不規則卵圓形、圓柱形或紡錘形，常彎曲，有的具短叉狀分枝，長2～5cm，直徑1～3cm。表面深黃色，粗糙，有皺縮紋理和明顯環節，並有圓形分枝痕及鬚根痕。質堅實，不易折斷，斷面棕黃色至金黃色，角

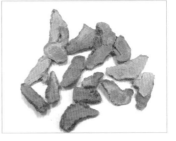

質樣，有蠟樣光澤，內皮層環紋明顯，維管束呈點狀散在。氣香特異，味苦、辛。以質堅實、斷面金黃、香氣濃厚者為佳。

【用法用量】煎服，3～10g，水煎或入丸、散。外用適量，研末調敷。

【藥理作用】降血脂，抗腫瘤，抗炎，抗病原微生物，利膽，抗氧化，降低血黏度，降血壓。

  沒 藥

【別名】明沒藥、末藥、沒藥珠、黑香、克香。

【來源】橄欖科植物地丁樹 *Commiphora myrrha* Engl. 或哈地丁樹 *Commiphora molmol* Engl. 的乾燥樹脂。分為天然沒藥和

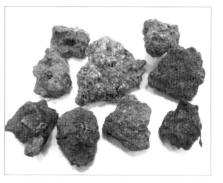

膠質沒藥。

【性狀鑑別】

天然沒藥：呈不規則顆粒性團塊。大小不等，大者直徑長達6cm以上。表面黃棕色或紅棕色，近半透明部分呈棕黑色，被有黃色粉塵。質堅脆，破碎面不整齊，無光澤。有特異香氣，味苦而微辛。

膠質沒藥：呈不規則塊狀和顆粒，多黏結成大小不等的團塊，大者直徑長達6cm以上，表面棕黃色至棕褐色。不透明，質堅實或疏鬆，有特異香氣，味苦而有黏性。

以塊大、色紅棕、半透明、微黏手、香氣濃而持久、雜質少者為佳。

【性味歸經】辛、苦，平。歸心、肝、脾經。

【功能主治】散瘀定痛，消腫生肌。用於胸痹心痛，胃脘疼痛，痛經經閉，產後瘀阻，癥瘕腹痛，風濕痹痛，跌打損傷，癰腫瘡瘍。

【用法用量】煎服，3～5g，炮製去油，多入丸、散用。

【藥理作用】抗炎、鎮痛，抑菌，甲狀腺素樣作用，降血脂，對離體子宮先呈短暫興奮、後抑制作用，刺激腸蠕動。

【有效驗方】①心脾氣痛：延胡索、沒藥、五靈脂、草果各等量。研為末，每次9g，熱酒調服。②一切心腹疼痛、不可忍：沒藥、乳香各9g，炙穿山甲15g，木鱉子12g。研為末，每次1.5～3g，酒煎溫服。③血栓性外痔：大棗20枚，乳香、沒藥各20g。混合研末製膏，貼敷患處。④睪丸腫痛：沒藥、乳香各9g，延胡索、桃仁、當歸、赤芍、川牛膝、穿山甲各10g，甘草3g。水煎服。

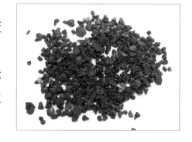

益母草

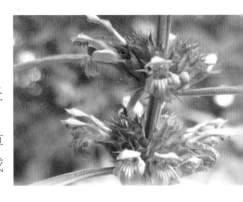

【別名】坤草、益母艾、丑艾、落地艾、燈籠草。

【來源】唇形科植物益母草 *Leonurus japonicus* Houtt. 的新鮮或乾燥地上部分。

【性狀鑑別】

鮮益母草：幼苗期無莖，基生葉圓心形，5～9淺裂，每裂片有2～3鈍齒。花前期莖呈方柱形，上部多分枝，四面凹下成縱溝，長30～60cm，直徑0.2～0.5cm；表面青綠色；質鮮嫩，斷面中部有髓。葉交互對生，有柄；葉片青綠色，質鮮嫩，揉之有汁；下部莖生葉掌狀3裂，上部葉羽狀深裂或淺裂成3片，裂片全緣或具少數鋸齒。氣微，味微苦。

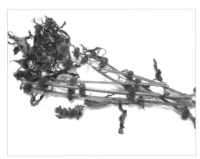

乾益母草：莖表面灰綠色或黃綠色；體輕，質韌，斷面中部有髓。葉片灰綠色，多皺縮、破碎，易脫落。輪傘花序腋生，小花淡紫色，花萼筒狀，花冠二唇形。切段者長約2cm。

以質嫩、葉多、色灰綠者為佳。質老、枯黃、無葉者不可供藥用。

【性味歸經】苦、辛，微寒。歸肝、心包、膀胱經。

【功能主治】活血調經，利尿消腫，清熱解毒。用於月經不調，痛經經閉，惡露不盡，水腫尿少，瘡瘍腫毒。

【用法用量】煎服，乾品9～

12g，鮮品12～40g，煎湯、熬膏或入丸、散。外用適量，煎水洗或搗敷。孕婦禁用。

【藥理作用】興奮子宮，抗血小板聚集、凝聚，改善冠狀動脈循環、保護心臟，興奮呼吸中樞，對抗腎功能衰竭，抑菌。

【有效驗方】①痛經：益母草25g，延胡索10g。水煎服。②閉經：益母草、黑豆、紅糖、老酒各50g。燉服。③急性腎炎水腫：益母草30g，白茅根50g，冬瓜皮20g，車前草30g。水煎服。④癰瘡已破：鮮益母草。搗敷患處。

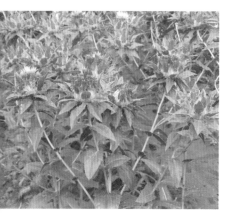

 紅　花

【別名】懷紅花、杜紅花、紅草、紅藍花、草紅花。

【來源】菊科植物紅花 *Carthamus tinctorius* L. 的乾燥花。

【性狀鑑別】本品為不帶子房的管狀花，長1～2cm。表面紅黃色或紅色。花冠筒細長，先端5裂，裂片呈狹條形，長5～8mm；雄蕊5，花藥聚合成筒狀，黃白色；柱頭長圓柱形，頂端微分叉。質柔軟。氣微香，味微苦。以花冠色紅而鮮豔、無枝刺、質柔潤、手握軟如茸毛者為佳。

【用法用量】煎服，3～10g，搗汁、煎湯、入散劑或浸酒。外用適量，研末撒。孕婦慎用。

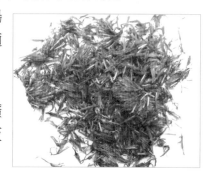

【藥理作用】興奮子宮，鎮痛、鎮靜，抗炎，雙向調節血管收縮或擴張，保護腦組織，降壓，抑制血小板聚集，增強免疫功能。

桃　仁

【別名】光桃仁、單桃仁、桃實、大桃仁。

【來源】薔薇科植物桃 *Prunus persica*（L.）Batsch 或山桃 *Prunus davidiana*（Carr.）Franch. 的乾燥成熟種子。

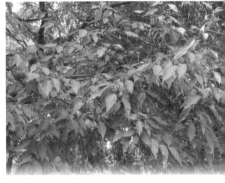

山桃 *Prunus davidiana*（Carr.）Franch.

【性狀鑑別】

桃仁：呈扁長卵形，長 1.2～1.8cm，寬 0.8～1.2cm，厚 0.2～0.4cm。表面黃棕色至紅棕色，密佈顆粒狀突起。一端尖，中部膨大，另端鈍圓稍偏斜，邊緣較薄。尖端一側有短線形種臍，圓端有顏色略深不甚明顯的合點，自合點處散出多數縱向維管束。種皮薄，子葉2，類白色，富油性。氣微，味微苦。

山桃仁：呈類卵圓形，較小而肥厚，長約0.9cm，寬約0.7cm，厚約0.5cm。

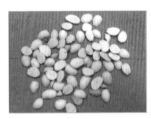

以顆粒飽滿、均勻、完整者為佳。

【用法用量】煎服，5～10g，煎湯或入丸、散。外用適量，搗敷。孕婦慎用。

【藥理作用】擴張血管、降低血管阻力，通便，鎮咳平喘，抗炎，抗肝纖維化。

丹　參

【別名】紅根、紫參、血參。

【來源】唇形科植物丹參 *Salvia miltiorrhiza* Bge. 的乾燥根和根莖。

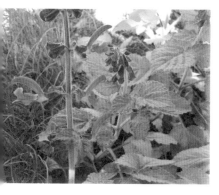

【性狀鑒別】

野生品：本品根莖短粗，頂端有時殘留莖基。根數條，長圓柱形，略彎曲，有的分枝並具鬚狀細根，長10～20cm，直徑0.3～1cm。表面棕紅色或暗棕紅色，粗糙，具縱皺紋。老根外皮疏鬆，多顯紫棕色，常呈鱗片狀剝落。質硬而脆，斷面疏鬆，有裂隙或略平整而緻密，皮部棕紅色，木部灰黃色或紫褐色，導管束黃白色，呈放射狀排列。氣微，味微苦澀。

栽培品：較粗壯，直徑0.5～1.5 cm。表面紅棕色，具縱皺紋，外皮緊貼不易剝落。質堅實，斷面較平整，略呈角質樣。

以條粗壯、紫紅色者為佳。

【性味歸經】苦，微寒。歸心、肝經。

【功能主治】活血袪瘀，通經止痛，清心除煩，涼血消癰。用於胸痹心痛，脘腹脅痛，癥瘕積聚，熱痹疼痛，心煩不眠，月經不調，痛經經閉，瘡瘍腫痛。

【用法用量】煎服，10～15g，煎湯或入丸、散。外用適量，熬膏塗或煎水薰洗。

【藥理作用】強心，擴張冠脈，增加心肌血流量，擴張外周血管，血流增加，抗血栓形成，改善微循環，降血脂，促進組織修復與再生，抑菌，保肝。

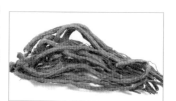

【有效驗方】①痛經：丹參15g，鬱金6g。水煎服。②**產後瘀血腹痛、閉經腹痛**：丹參、益母草、香附各9g。水煎服。③**急、慢性肝炎，兩脅作痛**：茵陳15g，鬱金、丹參、板藍根各9g。水煎服。④**腹中包塊**：丹參、三棱、莪朮各9g，皂角刺3g。水煎服。

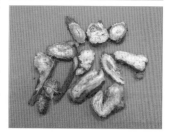

牛　膝

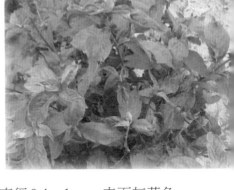

【別名】牛蓋膝、牛夕、百倍、淮夕、懷牛膝。

【來源】莧科植物牛膝 *Achyranthes bidentata* Bl. 的乾燥根。

【性狀鑑別】本品呈細長圓柱形，挺直或稍彎曲，長15～70cm，直徑0.4～1cm。表面灰黃色或淡棕色，有微扭曲的細縱皺紋、排列稀疏的側根痕和橫長皮孔樣的突起。質硬脆，易折斷，受潮後變軟，斷面平坦，淡棕色，略呈角質樣而油潤，中心維管束木質部較大，黃白色，其外周散有多數黃白色點狀維管束，斷續排列成2～4輪。氣微，味微甜而稍苦澀。以根長、肉肥、皮細、黃白色者為佳。

【性味歸經】苦、甘、酸，平。歸肝、腎經。

【功能主治】逐瘀通經，補肝腎，強筋骨，利尿通淋，引血下行。用於經閉，痛經，腰膝酸痛，筋骨無力，淋證，水腫，頭痛，眩暈，牙痛，口瘡，吐血，衄血。

【用法用量】煎服，5～12g，煎湯、浸酒、熬膏或入丸、散。外用適量，搗敷。孕婦慎用。

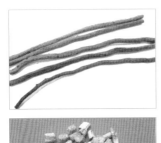

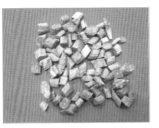

【藥理作用】抗炎，鎮痛，提高免疫力，降脂，降血糖，興奮子宮平滑肌。

【有效驗方】①小便不利：牛膝適量。酒煮服。②口舌生瘡：牛膝適量。含服或泡酒漱口。③風濕痹痛、腰痛無力：牛膝30g，桂心1g，山茱萸30g。研末，溫酒送服6g。④胎盤不出：牛膝240g，葵子30g。水煎，分3次服。⑤金瘡痛：生牛膝適量。搗敷瘡上。

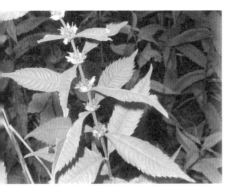

 澤　蘭

【別名】地瓜兒苗、地筍、土人參、方梗澤蘭。

【來源】唇形科植物毛葉地瓜兒苗 *Lycopus lucidus* Turcz. var. *hirtus* Regel 的乾燥地上部分。

【性狀鑑別】本品莖呈方柱形，少分枝，四面均有淺縱溝，長 50～100cm，直徑 0.2～0.6cm；表面黃綠色或帶紫色，節處紫色明顯，有白色茸毛；質脆，斷面黃白色，髓部中空。葉對生，有短柄或近無柄；葉片多皺縮，展平後呈披針形或長圓形，長 5～10cm；上表面黑綠色或暗綠色，下表面灰綠色，密具腺點，兩面均有短毛；先端尖，基部漸狹，邊緣有鋸齒。輪傘花序腋生，花冠多脫落，苞片和花萼宿存，小包片披針形，有緣毛，花萼鐘形，5 齒。氣微，味淡。以質嫩、葉多、色綠者為佳。

【用法用量】煎服，6～12g，煎湯或入丸、散。外用適量，搗敷或煎水薰洗。

【藥理作用】對抗血栓形成，抑制凝血系統與增強纖溶酶活性，強心。

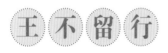 王 不 留 行

【別名】王不留、留行子、不留子、大麥牛。

【來源】石竹科植物麥藍菜 *Vaccaria segetalis*（Neck.）Garcke 的乾燥成熟種子。

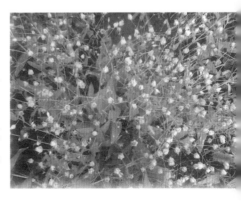

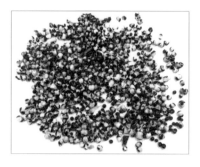

【性狀鑑別】本品呈球形，直徑約 2mm。表面黑色，少數紅棕色，略有光澤，有細密顆粒狀突起，一側有 1 凹陷的縱溝。質硬。胚乳白色，胚彎曲成環，子葉 2。氣微，味微澀、苦。以子粒飽滿、充實、大小均勻、色黑、無雜質者為佳。

【用法用量】煎服，5～10g，煎湯或入丸、散。外用適量，研末調敷。孕婦慎用。

【藥理作用】抗著床、抗早孕作用，興奮子宮，促進乳汁分泌。

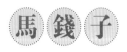
馬 錢 子

【別名】番木鱉、馬蹄子、大方人。

【來源】馬錢科植物馬錢 *Strychnos nux vomica* L. 的乾燥成熟種子。

【性狀鑑別】本品呈紐扣狀圓板形，常一面隆起，一面稍凹下，直徑 1.5～3cm，厚 0.3～0.6cm。表面密被灰棕或灰綠色絹狀茸毛，自中間向四周呈輻射狀排列，有絲樣光澤。邊緣稍隆起，較厚，有突起的珠孔，

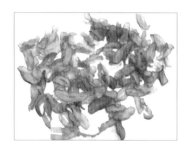

底面中心有突起的圓點狀種臍。質堅硬，平行剖面可見淡黃白色胚乳，角質狀，子葉心形，葉脈 5～7 條。氣微，味極苦。以個大、肉厚飽滿、表面灰棕色微帶綠、有細密毛茸、質堅硬、無破碎者為佳。

【性味歸經】苦，溫；有大毒。歸肝、脾經。

【功能主治】通絡止痛，散結消腫。用於跌打損傷，骨折腫痛，風濕頑痹，麻木癱瘓，癰疽瘡毒，咽喉腫痛。

【用法用量】煎服，0.3～0.6g，炮製後入丸、散。孕婦禁用；不宜多服久服及生用；運動員慎用；有毒成分能經皮膚吸收，外用不宜大面積塗敷。

【藥理作用】興奮中樞神經系統，鎮痛，鎮咳，祛痰，增加胃液分泌，抑菌。

【有效驗方】①**跌打內傷、風痹疼痛**：炒馬錢子（篩去皮毛）、山芝麻（去殼，酒炒）、乳香末（烘出汗）各15g，炒穿山甲50g。共研末，每次5g，酒送服。②**中耳炎**：馬錢子1個。以井水磨汁滴耳內。③**手足麻痹，半身不遂**：馬錢子（去皮）3g，甘草3g。研末，煉蜜為丸（40粒），每日3次，每次1～2粒，飯後溫水送服。④**狂犬病**：馬錢子一粒。酒磨成粉末，開水吞服。⑤**面神經麻痹**：馬錢子1g，樟腦粉0.3g，膏藥脂4g。製成面麻膏，用時將膏藥烘軟並貼在患側耳垂前面神經幹區域，4天換一次藥。

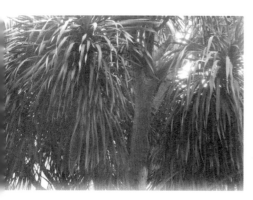

血　竭

【別名】麒麟血、海蠟、木血竭。

【來源】棕櫚科植物麒麟竭 *Daemonorops draco* Bl. 果實滲出的樹脂經加工製成。

【性狀鑑別】本品略呈類圓四方形或方磚形，表面暗紅，有光澤，附有因摩擦而成的紅粉。質硬而脆，破碎面紅色，研粉為磚紅色。氣微，味淡。在水中不溶，在熱水中軟化。以外色黑似鐵、研粉紅似血、火燃

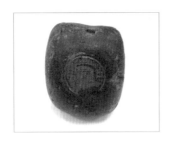

嗆鼻、有苯甲酸樣香氣者為佳。

【用法用量】煎服，1～2g，研末或入丸劑。外用適量，研末撒或入膏藥用。

【藥理作用】防止血栓形成，抑菌，抗炎。

蘇 木

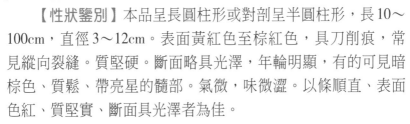

【別名】棕木、赤木、蘇芳、紅蘇木。

【來源】豆科植物蘇木 *Caesalpinia sappan* L. 的乾燥心材。

【性狀鑑別】本品呈長圓柱形或對剖呈半圓柱形，長10～100cm，直徑3～12cm。表面黃紅色至棕紅色，具刀削痕，常見縱向裂縫。質堅硬。斷面略具光澤，年輪明顯，有的可見暗棕色、質鬆、帶亮星的髓部。氣微，味微澀。以條順直、表面色紅、質堅實、斷面具光澤者為佳。

【用法用量】煎服，3～9g，煎湯、研末或熬膏。外用適量，研末撒。

【藥理作用】鎮靜，催眠，消炎，抗癌。

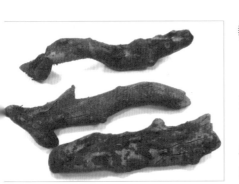

骨 碎 補

【別名】肉碎補、毛薑、申薑、猴薑。

【來源】水龍骨科植物槲蕨 *Drynaria fortunei*（Kunze）J. Sm.的乾燥根莖。

【性狀鑒別】本品呈扁平長條狀，多彎曲，有分枝，長5～15cm，寬1～1.5cm，厚0.2～0.5cm。表面密被深棕色至暗棕色的小鱗片，柔軟如毛，經火燎者呈棕褐色或暗褐色，兩側及上表面均具突起或凹下的圓形葉痕，少數有葉柄殘基和鬚根殘基。體輕，質脆，易折斷，斷面紅棕色，維管束呈黃色點狀，排列成環。氣微，味淡，微澀。以條粗大、棕色者為佳。

【用法用量】煎服，3～9g，水煎、浸酒或入丸、散。外用適量，搗敷。

【藥理作用】有利於骨折的癒合，推遲骨細胞的退行性病變，緩解動脈粥樣硬化，抑菌。

北 劉 寄 奴

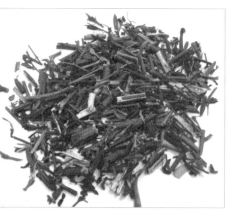

【別名】劉寄奴、芝麻蒿、陰陽連、土茵陳。

【來源】玄參科植物陰行草 *Siphonostegia chinensis* Benth. 的乾燥全草。

【性狀鑒別】本品長30～80cm，全體被短毛。根短而彎曲，稍有分枝。莖圓柱形，有棱，有的上部有分枝，表面棕褐色或黑棕色；質脆，易折斷，斷面黃白色，中空或有白色髓。葉對生，多脫落破碎，完整者羽狀深裂，黑綠色。總狀花序頂生，花有短梗，花萼長筒狀，黃棕色至黑棕色，有明顯10條縱棱。先端5裂，花冠棕黃色，多脫落。蒴果狹卵狀橢圓形，較萼稍短，棕黑色。種子細小。氣微，味淡。

【用法用量】煎服，3～9g。外用適量，研末調敷或撒患處。

【藥理作用】降低肝損傷所致的SGPT升高，抑制膽汁分泌。

莪 朮

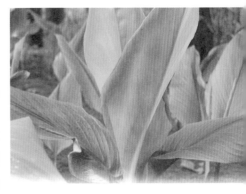

【別名】蓬莪朮、藍薑、黑薑、文朮。

【來源】薑科植物蓬莪朮 *Curcuma phaeocaulis* Val.、廣西莪朮 *Curcuma kwangsiensis* S. G. Lee et C. F. Liang 或溫鬱金 *Curcuma wenyujin* Y. H. Chen et C. Ling 的乾燥根莖。後者稱「溫莪朮」。

【性狀鑑別】

蓬莪朮：呈卵圓形、長卵形、圓錐形或長紡錘形，頂端多鈍尖，基部鈍圓，長2～8cm，直徑1.5～4cm。表面灰黃色至灰棕色，上部環節突起，有圓形微凹的鬚根痕或殘留的鬚根，有的兩側各有1列下陷的芽痕和類圓形的側生根莖痕，有的可見刀削痕。體重，質堅實，斷面灰褐色至藍褐色，蠟樣，常附有灰棕色粉末，皮層與中柱易分離，內皮層環紋棕褐色。氣微香，味微苦而辛。

廣西莪朮：環節稍突起，斷面黃棕色至棕色，常附有淡黃色粉末，內皮層環紋黃白色。

溫莪朮：斷面黃棕色至棕褐色，常附有淡黃色至黃棕色粉末。氣香或微香。

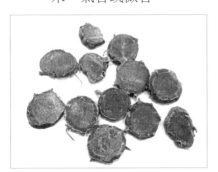

以質堅實、氣香者為佳。

【性味歸經】辛、苦，溫。歸肝、脾經。

【功能主治】行氣破血，消積止痛。用於癥瘕痞塊，瘀血經閉，胸痹心痛，食積脹痛。

【用法用量】煎服，6～9g，

水煎或入丸、散。外用適量，研末調敷。孕婦禁用。

【藥理作用】抑制血小板聚集，抗腫瘤，抗炎，抑菌，抗胃潰瘍，抗早孕，保肝。

【有效驗方】①**膀胱癌**：莪朮、三棱各12g，青皮、桔梗、藿香、香附、甘草各6g，生薑3片，大棗2枚。水煎服。②**吞酸吐酸**：蓬莪朮50g，黃連25g（與吳茱萸25g，同煮，去吳茱萸）。水煎服。③**輔助治療胰腺癌**：黃耆20g，白朮、天冬、枸杞子、莪朮、薑半夏各10g，白花蛇舌草30g。水煎服。④**久患腹痛**：蓬莪朮60g（釅醋炙煮），木香30g（煨）。研為末，每服1.5g，淡醋湯送服。

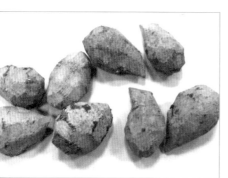

三　棱

【別名】三棱關子、荊三棱、京三棱、黑三棱、牙舌草。

【來源】黑三棱科植物黑三棱 *Sparganium stoloniferum* Buch. –Ham. 的乾燥塊莖。

【性狀鑑別】本品呈圓錐形，略扁，長2～6cm，直徑2～4cm，表面黃白色或灰黃色，有刀削痕，鬚根痕小點狀，略呈橫向環狀排列。體重，質堅實。氣微，味淡，嚼之微有麻辣感。以體重、質堅、去淨外皮、表面黃白色者為佳。

【用法用量】煎服，5～10g，水煎或入丸、散。外用：水煎洗或研末敷。孕婦禁用。

【藥理作用】延長凝血時間，抑制血小板聚集，降低全血黏度，抗血栓。

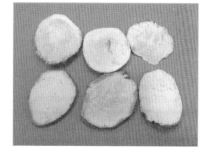

穿山甲

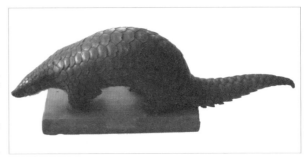

【別名】食鯉、麒麟片、原山甲、甲克。

【來源】鯪鯉科動物穿山甲 *Manis pentadactyla* Linnaeus 的鱗甲。

【性狀鑑別】本品呈扇面形、三角形、菱形或盾形的扁平片狀或半折合狀，中間較厚，邊緣較薄，大小不一，長寬各為0.7～5cm。外表面黑褐色或黃褐色，有光澤，寬端有數十條排列整齊的縱紋及數條橫線紋；窄端光滑。內表面色較淺，中部有一條明顯突起的弓形橫向棱線，其下方有數條與棱線相平行的細紋。角質，半透明，堅韌而有彈性，不易折斷。氣微腥，味淡。以片勻、表面光潔、黑褐色或黃褐色、半透明、無腥氣、不帶皮肉者佳。

【用法用量】煎服，5～10g，煎湯或入散劑。外用適量，研末撒或調敷。

【藥理作用】降低血液黏度，抗炎，抗凝血，提高耐缺氧能力。

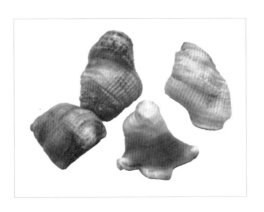

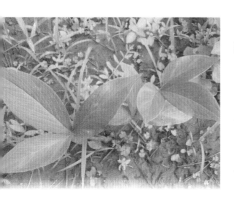

【別名】羊眼半夏、地雷公、半月蓮。

【來源】天南星科植物半夏 *Pinellia ternata*（Thunb.）Breit.的乾燥塊莖。

【性狀鑒別】本品呈類球形，有的稍偏斜，直徑1～1.5cm。表面白色或淺黃色，頂端有凹陷的莖痕，周圍密佈麻點狀根痕；下部鈍圓，較光滑。質堅實，斷面潔白，富粉性。氣微，味辛辣、麻舌而刺喉。以色白、質堅實、粉性足者為佳。

【用法用量】煎服，3～9g，一般炮製後使用，煎湯或入丸、散。外用適量，生品研末，水調敷；或用酒、醋調敷。

【藥理作用】鎮咳、祛痰，止吐，抗心律失常，鎮靜催眠，抗腫瘤，抗早孕。

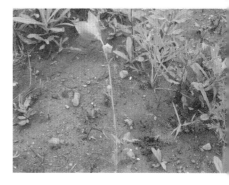

【別名】苦梗、梗草、苦桔梗、紫花桔梗。

【來源】桔梗科植物桔梗 *Platycodon grandiflorum*（Jacq.）A. DC.的乾燥根。

【性狀鑒別】本品呈圓柱形或略呈紡錘形，下部漸細，有的有分枝，略扭曲，長7～20cm，直徑0.7～2cm。表面白色或淡黃白色，不去外皮者表面黃棕色至灰棕色，具縱扭皺溝，並有橫長的皮孔樣斑痕及支根痕，上部有橫紋。有的頂端有較短

的根莖或不明顯，其上有數個半月形莖痕。質脆，斷面不平坦，形成層環棕色，皮部類白色，有裂隙，木部淡黃白色。氣微，味微甜後苦。以根肥大、色白、質堅實、味苦者為佳。

【用法用量】煎服，3～10g，煎湯或入丸、散。外用適量，燒灰研末敷。

【藥理作用】祛痰，鎮咳，抗炎，抗潰瘍，降低血壓和膽固醇，鎮靜、鎮痛，抗過敏。

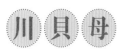

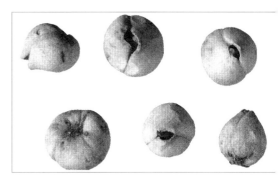

【別名】貝母、烏花貝母。

【來源】本品為百合科植物川貝母 *Fritillaria cirrhosa* D. Don、暗紫貝母 *Fritillaria unibracteata* Hsiao et K. C. Hsia、甘肅貝母 *Fritillaria przewalskii* Maxim.、梭砂貝母 *Fritillaria delavayi* Franch.、太白貝母 *Fritillaria taipaiensis* P. Y. Li 或瓦布貝母 *Fritillaria unibracteata* Hsiao et K. C. Hsia var. wabuensis（S. Y. Tang et S. C. Yue）Z. D. Liu, S. Wang et S. C. Chen 的乾燥鱗莖。按藥材性狀不同分別習稱「松貝」、「青貝」、「爐貝」和栽培品。

【性狀鑒別】

松貝：呈類圓錐形或近球形，高0.3～0.8cm，直徑0.3～0.9cm。表面類白色。外層鱗葉2瓣，大小懸殊，大瓣緊抱小瓣，未抱部分呈新月形，習稱「懷中抱月」；頂部閉合，內有類圓柱形、頂端稍尖的心芽和小鱗葉1～2枚；先端鈍圓或稍尖，底部平，微凹入，中心有1灰褐色的鱗莖盤，偶有殘存鬚根。質硬而脆，斷面白色，富粉性。氣微，味微苦。

青貝：呈類扁球形，高0.4～1.4cm，直徑0.4～1.6cm。外

層鱗葉2瓣，大小相近，相對抱合，頂部開裂，內有心芽和小鱗葉2～3枚及細圓柱形的殘莖。

爐貝：呈長圓錐形，高0.7～2.5cm，直徑0.5～2.5cm，表面類白色或淺棕黃色，有的具棕色斑點。外層鱗葉2瓣，大小相近，頂部開裂而略尖，基部稍尖或較鈍。

栽培品：呈類扁球形或短圓柱形，高0.5～2cm，直徑1～2.5cm。表面類白色或淺棕黃色，稍粗糙，有的具淺黃色斑點。外層鱗葉2瓣，大小相近，頂部多開裂而較平。

以質堅實、粉性足、色白者為佳。

【性味歸經】苦、甘，微寒。歸肺、心經。

【功能主治】清熱潤肺，化痰止咳，散結消癰。用於肺熱燥咳，乾咳少痰，陰虛勞嗽，痰中帶血。瘰癧，乳癰，肺癰。

【用法用量】煎服，3～10g，煎湯或入丸、散。外用適量，研末撒或調敷。

【藥理作用】鎮咳、祛痰，降壓，解痙，增加子宮張力，抗潰瘍，抑菌。

【有效驗方】①**百日咳**：白花蛇5g，貝母10g，生甘草10g。共研為末，水送服。②**小兒咳喘**：貝母（去芯麩炒）1.5g，炙甘草1.5g。水煎服，加入牛黃粉少許。③**淋巴腺瘤**：川貝母、炒丹皮、浙貝母、炒丹參、山慈菇、炮甲珠、海藻、昆布、川鬱金、忍冬花、忍冬藤、小薊各10g，桃仁、杏仁、牛蒡子、皂角刺各6g，桔梗5g，酒元參12g，夏枯草15g，三七末3g。水煎服。④**乳頭皸裂**：川貝母10g，炒黑、白芝麻各20g。共研為細末，以香油調成糊狀，塗搽患處。

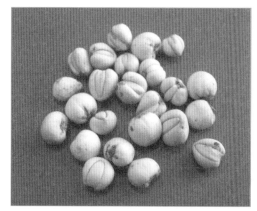

浙貝母

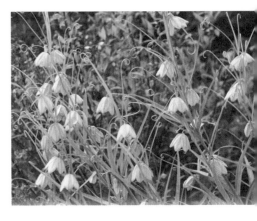

【別名】浙貝、象貝、大貝、元寶貝、珠貝。

【來源】百合科植物浙貝母 *Fritillaria thunbergii* Miq. 的乾燥鱗莖。大小分開,大者除去芯芽,習稱「大貝」;小者不去芯芽,習稱「珠貝」。分別撞擦,除去外皮,拌以煅過的貝殼粉,吸去擦出的漿汁,乾燥;或取鱗莖,大小分開,洗淨,除去芯芽,趁鮮切成厚片,洗淨,乾燥,習稱「浙貝片」。

【性狀鑒別】

大貝:為鱗莖外層的單瓣鱗葉,略呈新月形,高1～2cm,直徑2～3.5cm。外表面類白色至淡黃色,內表面白色或淡棕色,被有白色粉末。質硬而脆,易折斷,斷面白色至黃白色,富粉性。氣微,味微苦。

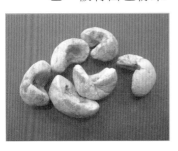

珠貝:為完整的鱗莖,呈扁圓形,高1～1.5cm,直徑1～2.5cm。表面類白色,外層鱗葉2瓣,肥厚,略似腎形,互相抱合,內有小鱗葉2～3枚和乾縮的殘莖。

浙貝片:為鱗莖外層的單瓣鱗葉切成的片。橢圓形或類圓形,直徑1～2cm,邊緣表面淡黃色,切面平坦,粉白色。質脆,易折斷,斷面粉白色,富粉性。

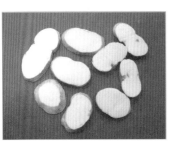

以鱗葉肥厚、質堅實、粉性足、斷面色白者為佳。

【性味歸經】苦,寒。歸肺、心經。

【功能主治】清熱化痰止咳，解毒散結消癰。用於風熱咳嗽，痰火咳嗽，肺癰，乳癰，瘰癧，瘡毒。

【用法用量】煎服，5～10g，煎湯或入丸、散。外用適量，研末撒。

【藥理作用】鎮咳，擴張支氣管平滑肌，鎮痛、鎮靜，抑制小鼠胃潰瘍，抗急性炎症滲出，抗腹瀉。

【有效驗方】①**感冒咳嗽**：浙貝母、知母、桑葉、杏仁各9g，紫蘇6g。水煎服。②**乳腺炎**：炒白芷、乳香、沒藥、浙貝、歸身各等量。共研細末，酒送服。③**癰毒腫痛**：浙貝母、連翹各9g，金銀花18g，蒲公英24g。水煎服。

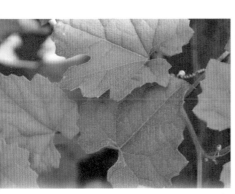

栝樓 *Trichosanthes kirilowii* Maxim.

【別名】栝樓、天瓜、全瓜蔞、蔞實。

【來源】葫蘆科植物栝樓 *Trichosanthes kirilowii* Maxim.或雙邊栝樓 *Trichosanthes rosthornii* Harms 的乾燥成熟果實。

【性狀鑒別】本品呈類球形或寬橢圓形，長7～15cm，直徑6～10cm。表面橙紅色或橙黃色，皺縮或較光滑，頂端有圓形的花柱殘基，基部略尖，具殘存的果梗。輕重不一。質脆，易破開，內表面黃白色，有紅黃色絲絡，果瓤橙黃色，黏稠，與多數種子黏結成團。具焦糖氣，味微酸、甜。以完整不破、果皮厚、皺縮有筋、體重、糖分足者為佳。

【用法用量】煎服，9～15g，水煎、搗汁或入丸、散。外用適量，搗敷。

【藥理作用】祛痰，抗心律失常，擴張微血管，降低膽固醇。

天 南 星

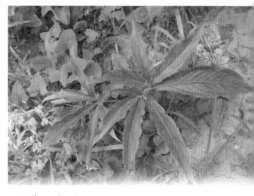

異葉天南星 *Arisaema heterophyllum* Bl.

【別名】蛇頭天南星、南星、蛇芋。

【來源】天南星科植物天南星 *Arisaema erubescens*（Wall.）Schott、異葉天南星 *Arisaema heterophyllum* Bl.或東北天南星 *Arisaema amurense* Maxim.的乾燥塊莖。

【性狀鑑別】本品呈扁球形，高 1～2cm，直徑 1.5～6.5cm。表面類白色或淡棕色，較光滑，頂端有凹陷的莖痕，周圍有麻點狀根痕，有的塊莖周邊有小扁球狀側芽。質堅硬，不易破碎，斷面不平坦，白色，粉性。氣微辛，味麻辣。以個大、色白、粉性足者為佳。

【用法用量】煎服，3～9g，製後用，煎湯或入丸散。外用適量，研末以醋或酒調敷患處。孕婦慎用。

【藥理作用】祛痰，抗驚厥，鎮痛、鎮靜，抗腫瘤，抗心律失常。

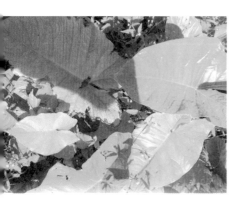

禹 白 附

【別名】白附子、野芋、滴水參。

【來源】天南星科植物獨角蓮 *Typhonium giganteum* Engl. 的乾燥塊莖。

【性狀鑑別】本品呈橢圓形或卵圓形，長 2～5cm，直徑 1～3cm。表面白色至黃白色，略

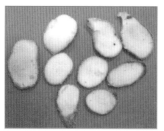

粗糙，有環紋及鬚根痕，頂端有莖痕或芽痕。質堅硬，斷面白色，粉性。氣微，味淡、麻辣刺舌。以個大、質堅實、色白、粉性足者為佳。

【用法用量】煎服，製用，3～6g，水煎；0.5～1g，研末服。外用：生品適量，搗爛外敷。

【藥理作用】抗炎，祛痰，鎮靜，抗破傷風。

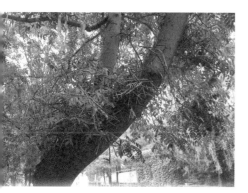

皂　莢

【別名】豬牙皂、皂角、大皂莢、懸刀。

【來源】豆科植物皂莢 *Gleditsia sinensis* Lam. 的乾燥不育果實。

【性狀鑑別】本品呈圓柱形，略扁而彎曲，長5～11cm，寬0.7～1.5 cm。表面紫棕色或紫褐色，被灰白色蠟質粉霜，擦去後有光澤，並有細小的疣狀突起和線狀或網狀的裂紋。頂端有鳥喙狀花柱殘基，基部具果梗殘痕。質硬而脆，易折斷，斷面棕黃色，中間疏鬆，有淡綠色或淡棕黃色的絲狀物，偶有發育不全的種子。氣微，有刺激性，味先甜而後辣。以肥厚、色紫褐者為佳。

【用法用量】煎服，1～1.5g，多入丸、散用。外用適量，研末吹鼻或研末調敷。

【藥理作用】祛痰，抗菌，溶血，降血壓。

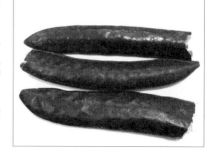

白 前

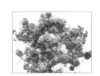

【別名】石藍、嗽藥、柳葉白前、鵝管白前。

【來源】蘿藦科植物柳葉白前 *Cynanchum stauntonii*（Decne.）Schltr. ex Lévl. 或芫花葉白前 *Cynanchum glaucescens*（Decne.）Hand. –Mazz.的乾燥根和根莖。

【性狀鑒別】

柳葉白前：根莖呈細長圓柱形，有分枝，稍彎曲，長4～15cm，直徑1.5～4mm。表面黃白色或黃棕色，節明顯，節間長1.5～4.5cm，頂端有殘莖。質脆，斷面中空。節處簇生纖細彎曲的根，長可達10cm，直徑不及1mm，有多次分枝呈毛鬚狀，常盤曲成團。氣微，味微甜。

芫花葉白前：根莖較短小或略呈塊狀；表面灰綠色或灰黃色，節間長1～2cm。質較硬。根稍彎曲，直徑約1mm，分枝少。

以根莖粗壯、鬚根長者為佳。

【用法用量】煎服，3～10g，煎湯或入丸、散。

【藥理作用】降氣化痰，止咳平喘。

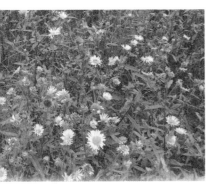

歐亞旋覆花*Inula britannica* L.

旋 覆 花

【別名】覆花、旋複花、金錢菊、飛天蕊。

【來源】菊科植物旋覆花 *Inula japonica* Thunb. 或歐亞旋覆花 *Inula britannica* L.的乾燥頭狀花序。

【性狀鑒別】本品呈扁球形或類

球形，直徑1～2cm。總苞由多數苞片組成，呈覆瓦狀排列，苞片披針形或條形，灰黃色，長4～11mm；總苞基部有時殘留花梗，苞片及花梗表面被白色茸毛，舌狀花1列，黃色，長約1cm，多捲曲，常脫落，先端3齒裂；管狀花多數，棕黃色，長約5mm，先端5齒裂；子房頂端有多數白色冠毛，長5～6mm。有的可見橢圓形小瘦果。體輕，易散碎。氣微，味微苦。以花頭完整、色黃綠者為佳。

【用法用量】煎服，3～9g，水煎（包煎）或入丸、散。

【藥理作用】鎮咳、祛痰，抗支氣管痙攣，抗炎，抗微生物。

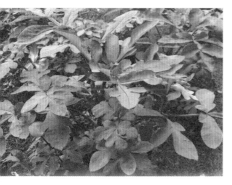

前 胡

【別名】官前胡、信前胡、水前胡、毛前胡。

【來源】傘形科植物白花前胡 *Peucedanum praeruptorum* Dunn 的乾燥根。

【性狀鑒別】本品呈不規則的圓柱形、圓錐形或紡錘形，稍扭曲，下部常有分枝，長3～15cm，直徑1～2cm。表面黑褐色或灰黃色，根頭部多有莖痕和纖維狀葉鞘殘基，上端有密集的細環紋，下部有縱溝、縱皺紋及橫向皮孔樣突起。質較柔軟，乾者質硬，可折斷，斷面不整齊，淡黃白色，皮部散有多數棕黃色油點，形成層環紋棕色，射線放射狀。氣芳香，味微苦、辛。以根粗壯、皮部肉質厚、質柔軟、斷面油點多、香氣濃者為佳。

【性味歸經】苦、辛，微寒。歸肺經。

【功能主治】降氣化痰，散風清熱。用於痰熱喘滿，咯痰黃稠，風熱咳嗽痰多。

【用法用量】煎服，3～10g，煎湯或入丸、散。

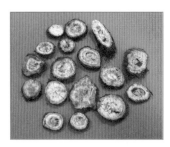

【藥理作用】祛痰，擴張血管，增加冠狀動脈血流量，抗血小板聚集，抗菌，抗炎。

【有效驗方】①**急性支氣管炎**：前胡、杏仁、荊芥、矮地茶、桑白皮、桔梗各10g，法半夏、陳皮、甘草各6g。水煎服。②**慢性支氣管炎合併感染**：前胡、炙麻黃、炙甘草、桔梗、葶藶子各6g，苦杏仁、炙紫菀、浙貝各9g。水煎服。③**小兒間質性肺炎**：前胡、玉竹、地骨皮、白薇、桑白皮各8g，鼠麴草、白前各10g，甘草6g。水煎服。④**外感風溫初起**：桑葉12g，焗薄荷3g，前胡、桔梗、牛蒡子、枇杷葉、苦杏仁各9g，橘紅4.5g，甘草3g。水煎服，薄荷後下。⑤**風寒感冒咳嗽**：荊芥、前胡、桔梗、苦杏仁各9g，百部、紫菀、白前各12g，茯苓15g，橘紅6g，甘草3g。水煎服。

  昆　布

【別名】海昆布、海布、江白菜、海帶。

【來源】海帶科植物海帶 *Laminaria japonica* Aresch. 或翅藻科植物昆布 *Ecklonia kurome* Okam. 的乾燥葉狀體。

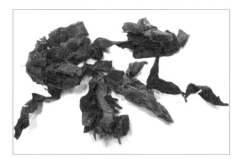

海帶 *Laminaria japonica* Aresch.

【性狀鑒別】

海帶：捲曲折疊成團狀，或纏結成把。全體呈黑褐色或綠褐色，表面附有白霜。用水浸軟則膨脹成扁平長帶狀，長50～150cm，寬10～40cm，中部較厚，邊緣較薄而呈波狀。類革質，殘存柄部扁圓柱狀。氣腥，味鹹。

昆布：捲曲皺縮成不規則團狀。全體呈黑色，較薄。用水

浸軟則膨脹呈扁平的葉狀，長、寬為16～26cm，厚約1.6mm；兩側呈羽狀深裂，裂片呈長舌狀，邊緣有小齒或全緣。質柔滑。

以片大、體厚、色青綠者為佳。

【用法用量】煎服，6～12g，煎湯或入丸、散。

【藥理作用】對缺碘性甲狀腺腫有防治作用，降血壓，降血糖，降膽固醇，促進機體免疫功能，鎮咳，抗輻射，抗腫瘤。

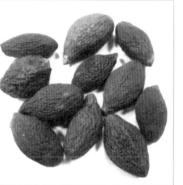

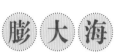

膨 大 海

【別名】大海、大海子、大洞果、通大海。

【來源】梧桐科植物膨大海 *Sterculia lychnophora* Hance 的乾燥成熟種子。

【性狀鑑別】

本品呈紡錘形或橢圓形，長2～3cm，直徑1～1.5cm。先端鈍圓，基部略尖而歪，具淺色的圓形種臍。表面棕色或暗棕色，微有光澤，具不規則的乾縮皺紋。外層種皮極薄，質脆，易脫落。中層種皮較厚，黑褐色，質鬆易碎，遇水膨脹成海綿狀。斷面可見散在的樹脂狀小點。內層種皮可與中層種皮剝離，稍革質，內有2片肥厚胚乳，廣卵形；子葉2，菲薄，緊貼於胚乳內側，與胚乳等大。氣微，味淡，嚼之有黏性。以個大、堅硬、外皮細、黃棕色、有細皺紋與光澤、不破皮者為佳。

【用法用量】煎服，2～3枚，沸水泡服或煎服，大劑量可用至10枚，入散劑，用量減半。

【藥理作用】收縮血管平滑肌，改善黏膜炎症，減輕痙攣性疼痛，促進腸蠕動，緩瀉。

百　部

【別名】百部根、百條根、山百根。

【來源】百部科植物直立百部 *Stemona sessilifolia*（Miq.）Miq.、蔓生百部 *Stemona japonica*（Bl.）Miq. 或對葉百部 *Stemona tuberosa* Lour. 的乾燥塊根。

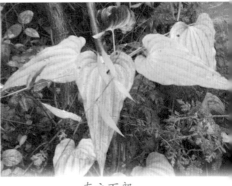

直立百部
Stemona sessilifolia（Miq.）Miq.

【性狀鑒別】

直立百部：呈紡錘形，上端較細長，皺縮彎曲，長5～12cm，直徑0.5～1cm。表面黃白色或淡棕黃色，有不規則深縱溝，間或有橫皺紋。質脆，易折斷，斷面平坦，角質樣，淡黃棕色或黃白色，皮部較寬，中柱扁縮。氣微，味甘、苦。

蔓生百部：兩端稍狹細，表面多不規則皺褶和橫皺紋。

對葉百部：呈長紡錘形或長條形，長8～24cm，直徑0.8～2cm。表面淺黃棕色至灰棕色，具淺縱皺紋或不規則縱槽。質堅實，斷面黃白色至暗棕色，中柱較大，髓部類白色。

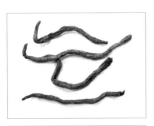

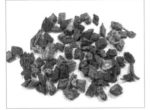

以根粗壯、質堅實、色黃白者為佳。

【性味歸經】甘、苦，微溫。歸肺經。

【功能主治】潤肺下氣止咳，殺蟲滅虱。用於新久咳嗽，肺癆咳嗽，頓咳；外用於頭蝨，體虱，蟯蟲病，陰癢。蜜百部潤肺止咳。用於陰虛勞嗽。

【用法用量】煎服，3～9g，煎湯。外用適量，研末外敷、水煎或浸酒塗搓。

【藥理作用】止咳，鬆弛支氣管痙攣，抑菌，殺蟲滅虱，同時具有鎮靜、鎮痛作用。

【有效驗方】①百日咳：百部250g，蜂蜜適量。研細末，加煉蜜製丸。②肺結核空洞：百部、白及、穿山甲（炮）、生牡蠣、紫菀各40g。共研細末，開水送服。③慢性支氣管炎：百部10g，麥冬15g，陳皮6g，木蝴蝶5g，鵝不食草5g。水煎服。④頭蝨、體蝨、陰蝨：百部100g，75%乙醇500ml。將百部瓶裝，加入乙醇浸泡10日，外用塗搽。

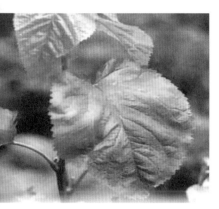

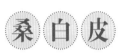 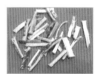

桑白皮

【別名】桑根白皮、桑根皮、桑皮、白桑皮。

【來源】本品為桑科植物桑 *Morus alba* L. 的乾燥根皮。

【性狀鑑別】本品呈扭曲的捲筒狀、槽狀或板片狀，長短寬窄不一，厚1～4mm。外表面白色或淡黃白色，較平坦，有的殘留橙黃色或棕黃色鱗片狀粗皮；內表面黃白色或灰黃色，有細縱紋。體輕，質韌，纖維性強，難折斷，易縱向撕裂，撕裂時有粉塵飛揚。氣微，味微甘。以色白、皮厚、柔韌、粉性足者為佳。

【用法用量】煎服，6～12g，煎湯或入散劑。外用：適量，搗汁塗或煎水洗。

【藥理作用】止咳，利尿，降壓，鎮靜，鎮痛，降溫，抑菌，抗愛滋病毒。

葶藶子

【別名】北葶藶子、南葶藶子、葶藶草子，丁藶。

【來源】十字花科植物播娘蒿 *Desc-*

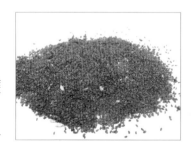

urainia sophia（L.）Webb. ex Prantl. 或
獨行菜 *Lepidium apetalum* Willd. 的
乾燥成熟種子。前者習稱「南葶藶
子」，後者習稱「北葶藶子」。

【性狀鑑別】

南葶藶子：呈長圓形略扁，長
0.8～1.2mm，寬約0.5mm。表面棕
色或紅棕色，微有光澤，具縱溝2
條，其中1條較明顯。一端鈍圓，

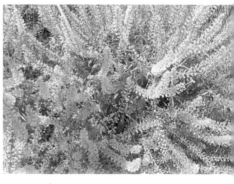

獨行菜 *Lepidium apetalum* Willd.

另端微凹或較平截，種臍類白色，位於凹入端或平截處。氣
微，味微辛、苦，略帶黏性。

北葶藶子：呈扁卵形，長1～1.5 mm，寬0.5～1mm。一端鈍
圓，另端尖而微凹，種臍位於凹入端。味微辛辣，黏性較強。

以身乾、子粒飽滿、純淨者為佳。

【用法用量】煎服，3～10g，煎湯或入丸、散。外用適量，
煎水洗或研末調敷。利水消腫宜生用；治痰飲喘咳宜炒用；肺虛
痰陰喘咳宜蜜炙用。

【藥理作用】強心，利尿，抗菌，抗癌。

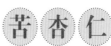

苦 杏 仁

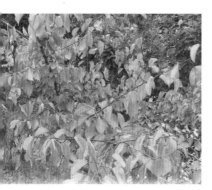

杏 *Prunus armeniaca* L.

【別名】杏核仁、杏子、扁杏
仁。

【來源】薔薇科植物山杏 *Prunus
armeniaca* L. var. ansu Maxim.、西伯利
亞杏 *Prunus sibirica* L.、東北杏
Prunus mandshurica（Maxim.）Koehne
或杏 *Prunus armeniaca* L. 的乾燥成熟種子。

【性狀鑑別】本品呈扁心形，長 1～1.9cm，寬 0.8～

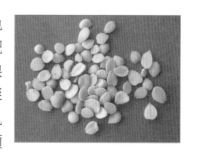

1.5cm，厚0.5～0.8cm。表面黃棕色至深棕色，一端尖，另端鈍圓，肥厚，左右不對稱，尖端一側有短線形種臍，圓端合點處向上具多數深棕色的脈紋。種皮薄，子葉2，乳白色，富油性。氣微，味苦。以顆粒飽滿、完整、味苦者為佳。

【用法用量】煎服，5～10g，煎湯或入丸、散。外用適量，搗敷。生品入煎劑後下。

【藥理作用】抗炎、鎮痛，鎮咳、平喘，抗癌，潤滑通便，降血糖、降血脂。

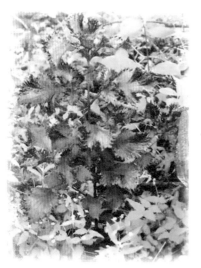

紫蘇子

【別名】蘇子、黑蘇子、香蘇子。

【來源】唇形科植物紫蘇 *Perilla frutescens*（L.）Britt.的乾燥成熟果實。

【性狀鑑別】本品呈卵圓形或類球形，直徑約1.5mm。表面灰棕色或灰褐色，有微隆起的暗紫色網紋，基部稍尖，有灰白色點狀果梗痕。果皮薄而脆，易壓碎。種子黃白色，種皮膜質，子葉2，類白色，有油性。壓碎有香氣，味微辛。以粒大飽滿、色灰棕、種子油性足者為佳。

【用法用量】煎服，3～10g，煎湯或入丸、散。

【藥理作用】降血脂、降壓，抑制血小板聚集，抗氧化，抑菌，抗癌。

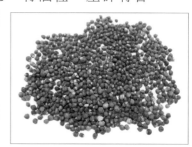

款冬花

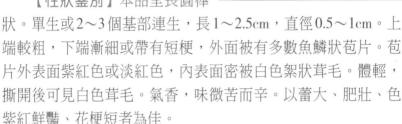

【別名】款花、冬花、八角烏。

【來源】菊科植物款冬 *Tussilago farfara* L. 的乾燥花蕾。

【性狀鑑別】本品呈長圓棒狀。單生或2～3個基部連生，長1～2.5cm，直徑0.5～1cm。上端較粗，下端漸細或帶有短梗，外面被有多數魚鱗狀苞片。苞片外表面紫紅色或淡紅色，內表面密被白色絮狀茸毛。體輕，撕開後可見白色茸毛。氣香，味微苦而辛。以蕾大、肥壯、色紫紅鮮豔、花梗短者為佳。

【用法用量】煎服，5～10g，煎湯或熬膏或入丸、散。外用適量，研末調敷。

【藥理作用】鎮咳、祛痰、平喘，擴張支氣管，升血壓，抑制平滑肌、解痙。

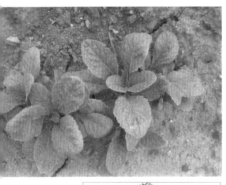

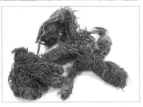

紫 菀

【別名】青菀、紫蒨、紫菀茸、軟紫菀。

【來源】菊科植物紫菀 *Aster tataricus* L. f. 的乾燥根和根莖。

【性狀鑑別】本品根莖呈不規則塊狀，大小不一，頂端有莖、葉的殘基；質稍硬。根莖簇生多數細根，長3～15cm，直徑0.1～0.3cm，多編成辮狀；表面紫紅色

或灰紅色，有縱皺紋；質較柔韌。氣微香，味甜、微苦。以根長、色紫紅、質柔韌者為佳。

【用法用量】煎服，5～10g，煎湯或入丸、散。

【藥理作用】祛痰、止咳，抗菌、抗病毒，抗腫瘤，利尿。

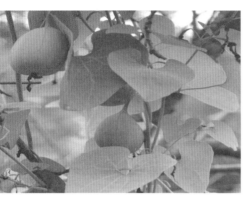

北馬兜鈴 *Aristolochia contorta* Bge.

馬 兜 鈴

【別名】馬兜零、馬兜苓、兜鈴。

【來源】馬兜鈴科植物北馬兜鈴 *Aristolochia contorta* Bge. 或馬兜鈴 *Aristolochia debilis Sieb. et Zucc.* 的乾燥成熟果實。

【性狀鑒別】本品呈卵圓形，長3～7cm，直徑2～4cm。表面黃綠色、灰綠色或棕褐色，有縱棱線12條，由棱線分出多數橫向平行的細脈紋。頂端平鈍，基部有細長果梗。果皮輕而脆，易裂為6瓣，果梗也分裂為6條。果皮內表面平滑而帶光澤，有較密的橫向脈紋。果實分6室，每室種子多數，平疊整齊排列。種子扁平而薄，鈍三角形或扇形，長6～10mm，寬8～12mm，邊緣有翅，淡棕色。氣特異，味微苦。以個大、黃綠色、不破裂者為佳。

【用法用量】煎服，3～9g，煎湯或入丸、散。

【藥理作用】止咳、平喘、祛痰，緩解支氣管痙攣，抗炎，抑菌。

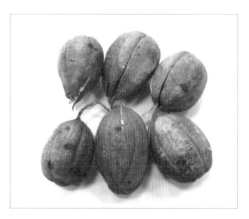

白　果

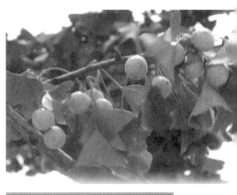

【別名】銀杏、白杏、仁杏、靈眼。

【來源】銀杏科植物銀杏 *Ginkgo biloba* L. 的乾燥成熟種子。

【性狀鑑別】本品略呈橢圓形，一端稍尖，另端鈍，長 1.5～2.5cm，寬 1～2cm，厚約 1cm。表面黃白色或淡棕黃色，平滑，具 2～3 條棱線。中種皮（殼）骨質，堅硬。內種皮膜質，種仁寬卵球形或橢圓形，一端淡棕色，另端金黃

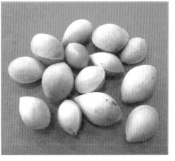

色，橫斷面外層黃色，膠質樣，內層淡黃色或淡綠色，粉性，中間有空隙。氣微，味甘、微苦。以殼色黃白、種仁飽滿、斷面色淡黃者為佳。

【用法用量】煎服，5～10g，煎湯或搗汁。外用適量，搗敷或切片塗。

【藥理作用】祛痰、平喘，抗菌，抗氧化，短暫的降壓作用。

洋　金　花

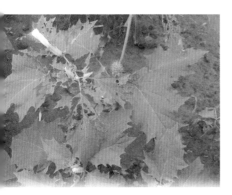

【別名】曼陀羅、白色曼陀羅、鬧羊花、山茄花。

【來源】茄科植物白花曼陀羅 *Datura metel* L. 的乾燥花。

【性狀鑑別】本品多皺縮成條

狀，完整者長9～15cm。花萼呈筒狀，長為花冠的2/5，灰綠色或灰黃色，先端5裂，基部具縱脈紋5條，表面微有茸毛；花冠呈喇叭狀，淡黃色或黃棕色，先端5淺裂，裂片有短尖，短尖下有明顯的縱脈紋

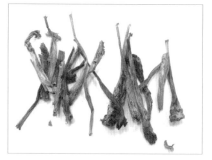

3條，兩裂片之間微凹；雄蕊5，花絲貼生於花冠筒內，長為花冠的3/4；雌蕊1，柱頭棒狀。烘乾品質柔韌，氣特異；曬乾品質脆，氣微，味微苦。以朵大、不破碎、花冠肥厚者為佳。

【性味歸經】辛，溫；有毒。歸肺、肝經。

【功能主治】平喘止咳，解痙定痛。用於哮喘咳嗽，脘腹冷痛，風濕痺痛，小兒慢驚；外科麻醉。

【用法用量】煎服，0.3～0.6g，煎湯、浸酒或入丸、散。如作捲煙分次吸，每日量不超過1.5g。外用適量，煎水洗或研末調敷。

【藥理作用】對支氣管及胃腸平滑肌有鬆弛作用，抗休克，鎮痛，散瞳，調節眼麻痹，抑制腺體分泌。

【有效驗方】① **類風濕性關節炎**：用曼陀羅子1份，羊躑躅根4份，焙乾研粉，製成片劑，每片0.3g，每次1～2片，日服3次。②**跌打損傷**：曼陀羅子5g，泡酒300g，每次服15g。

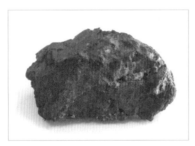

朱 砂

【別名】辰砂、丹砂、赤朱、朱寶砂。

【來源】本品為硫化物類礦物辰砂族辰砂，主含硫化汞（HgS）。

【性狀鑑別】本品為粒狀或塊狀集合體，呈顆粒狀或塊片狀。鮮紅色或暗紅色，條痕紅色至褐紅色，具光澤。體重，質脆，片狀者易破碎，粉末狀者有閃爍的光澤。氣微，味淡。以色鮮紅、有光澤、質脆者為佳。

【用法用量】煎服，0.1～0.5g，多入丸、散服，不宜入煎劑。外用適量，與他藥研末乾撒。兒童忌服。

【藥理作用】鎮靜催眠，抗驚厥，抗心律失常。外用有抑菌殺蟲作用。

磁 石

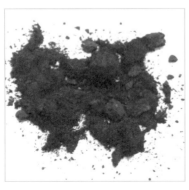

【別名】玄石、靈磁石、吸鐵石、磁鐵石。

【來源】氧化物類礦物尖晶石族磁鐵礦，主含四氧化三鐵（Fe_3O_4）。

【性狀鑑別】本品為塊狀集合體，呈不規則塊狀，或略帶方形，多具棱角。灰黑色或棕褐色，條痕黑色，具金屬光澤。體重，質堅硬，斷面不整齊。具磁性。有土腥氣，味淡。以色黑、

斷面緻密有光澤、吸鐵能力強者為佳。

【用法用量】煎服，9～30g，煎湯（打碎先煎）或入丸劑。外用適量，研末敷。

【藥理作用】鎮驚、抗驚厥，對缺血性貧血有補血作用，抗炎，鎮痛，促凝血。

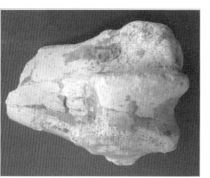

龍 骨

【別名】白龍骨、五花龍骨、粉龍骨、土龍骨。

【來源】古代哺乳動物如象類、犀牛類、三趾馬等的骨骼的化石。

【性狀鑑別】

龍骨：又稱白龍骨，呈骨骼狀或不規則塊狀。表面白色、灰白色或黃白色至淡棕色，多較平滑，有的具縱紋裂隙或具棕色條紋與斑點。質硬，砸碎後，斷面不平坦，色白或黃白，有的中空。關節處膨大，斷面有蜂窩狀小孔。吸濕力強。無臭，無味。以質硬、色白、吸濕力強者為佳。

五花龍骨：又稱五色龍骨，呈圓筒狀或不規則塊狀。直徑5～25cm。淡灰白色、淡黃白色或淡黃棕色，夾有藍灰色及紅棕色深淺粗細不同的花紋，偶有不具花紋者。一般表面平滑，有時外層成片剝落，不平坦，有裂隙。質較酥脆，破碎後，斷面粗糙，可見寬窄不一的同心環紋。吸濕力強，舐之吸舌。無臭，無味。以體較輕、質酥脆、分層、有花紋、吸濕力強者為佳。

【性味歸經】甘、澀，平；無毒。歸心、肝、腎、大腸經。

【功能主治】鎮驚安神，平肝潛陽，固澀，收斂。用於驚癇癲狂，心悸怔忡，失眠健忘，頭暈目眩，自汗盜汗，遺精遺尿，崩漏帶下，久瀉久痢，潰瘍久不收口及濕瘡。

【用法用量】煎服，20～30g，煎湯或入丸、散。外用適

量，研末撒或調敷。

【藥理作用】鎮靜、催眠，抗驚厥，促進凝血，降低血管壁通透性，抑制骨骼肌興奮作用。

【有效驗方】①**痢疾不止**：龍骨120g。打碎，水煎放冷服。②**血崩不止**：煅龍骨、當歸、炒香附各30g，棕毛灰15g。研為細末，每次20g，空腹米湯送服。③**健忘**：龍骨、虎骨、遠志各等量。研末，飯後服。④**遺尿淋瀝**：白龍骨、桑螵蛸等分。研末。淡鹽湯服6g。⑤**鼻衄出血多**：龍骨研細。吹入鼻耳中。凡衄者並吹。

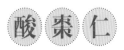

【別名】山棗仁、棘仁、棗仁。

【來源】鼠李科植物酸棗 *Ziziphus jujuba* Mill. var. *spinosa*（Bunge）Hu ex H. F. Chou 的乾燥成熟種子。

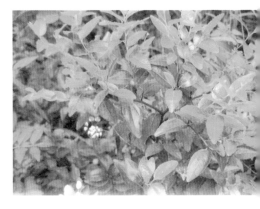

【性狀鑑別】本品呈扁圓形或扁橢圓形，長5～9mm，寬5～7mm，厚約3mm。表面紫紅色或紫褐色，平滑有光澤，有的有裂紋。有的兩面均呈圓隆狀突起；有的一面較平坦。中間或有1條隆起的縱線紋；另一面稍突起。一端凹陷，可見線形種臍；另端有細小突起的合點。種皮較脆，胚乳白色，子葉2，淺黃色，富油性。氣微，味淡。以粒大、飽滿、完整、有光澤、外皮紅棕色、無核殼者為佳。

【性味歸經】甘、酸，平。歸肝、膽、心經。

【功能主治】養心補肝，寧心安神，斂汗，生津。用於虛煩不眠，驚悸多夢，體虛多汗，津傷口渴。

【用法用量】煎服，10～15g，煎湯或入丸、散。

【藥理作用】鎮靜催眠，抗心律失常，抗驚厥，鎮痛，降體溫，降血壓、降血脂，抗缺氧，抗腫瘤，抑制血小板聚集，增強免疫功能，興奮子宮。

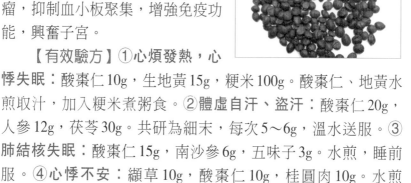

【有效驗方】①心煩發熱，心悸失眠：酸棗仁 10g，生地黃 15g，粳米 100g。酸棗仁、地黃水煎取汁，加入粳米煮粥食。②體虛自汗、盜汗：酸棗仁 20g，人參 12g，茯苓 30g。共研為細末，每次 5～6g，溫水送服。③肺結核失眠：酸棗仁 15g，南沙參 6g，五味子 3g。水煎，睡前服。④心悸不安：纈草 10g，酸棗仁 10g，桂圓肉 10g。水煎服。⑤虛勞虛煩，不得眠：酸棗仁 60g，甘草 60g，知母 60g，茯苓 60g，芎藭 60g。上五味，以水 8L，煮酸棗仁得 6L，納諸藥煮取 3L，分溫三服。

遠 志

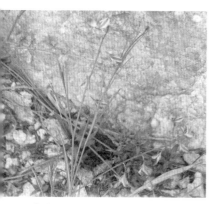

遠志 *Polygala tenuifolia* Willd.

【別名】遠志根、遠志梗、細葉遠志、細草。

【來源】遠志科植物遠志 *Polygala tenuifolia* Willd. 或卵葉遠志 *Polygala sibirica* L. 的乾燥根。

【性狀鑑別】本品呈圓柱形，略彎曲，長 3～15cm，直徑 0.3～0.8cm。表面灰黃色至灰棕色，有較密並深陷的橫皺紋、縱皺紋及裂紋，老根的橫皺紋較密更深陷，略呈結節狀。質硬而脆，易折斷，斷面皮部棕黃色，木部黃白色，皮部易與木部剝離。氣微，味苦、微辛，嚼之有刺喉感。以條粗、皮厚、去淨木心者為佳。

【用法用量】煎服，3～10g，煎湯，浸酒或入丸、散。外

用適量，研末酒調敷。

【藥理作用】鎮靜催眠，抗驚厥，祛痰、鎮咳，降壓，抗衰老，抗突變，抗癌。

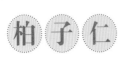

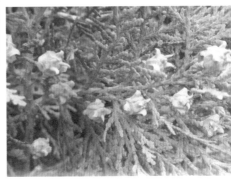

【別名】柏實、柏子、柏仁、側柏子。

【來源】柏科植物側柏 *Platy-cladus orientalis*（L.）Franco 的乾燥成熟種仁。

【性狀鑒別】本品呈長卵形或長橢圓形，長4～7mm，直徑1.5～3mm。表面黃白色或淡黃棕色，外包膜質內種皮，頂端略尖，有深褐色的小點，基部鈍圓。質軟，富油性。氣微香，味淡。以粒飽滿、黃白色、油性大而不泛油、無皮殼雜質者為佳。

【用法用量】煎服，3～10g，煎湯或入丸、散，便溏者製霜用。外用適量，研末調敷或鮮品搗敷。

【藥理作用】恢復體力，對前腦基底核破壞的小鼠被動回避學習有改善作用。

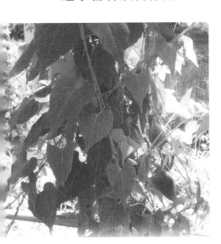

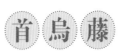

【別名】交藤、桃柳藤、夜交藤。

【來源】蓼科植物何首烏 *Polygonum multiflorum* Thunb. 的藤莖或帶葉的藤莖。

【性狀鑒別】藤莖長圓柱形，稍扭曲，長短不一，直徑4～7mm。表

面棕紅色或棕褐色，粗糙，具扭曲的縱皺紋，節部略膨大，有側枝痕，外皮菲薄，可剝離。質脆，易折斷，斷面皮部紫紅色，木部黃白色或淡棕色，導管孔明顯，髓部疏鬆，類白色。切段者呈圓柱形的段。外表面紫紅色或紫褐色，切面皮部紫紅色，木部黃白色或淡棕色，導管孔明顯，髓部疏鬆，類白色。氣微，味微苦澀。以枝條粗壯、均勻、外皮棕紅色者為佳。

【用法用量】煎服，9～15g。外用適量，煎水洗或搗爛敷。

【藥理作用】鎮靜，瀉卜。

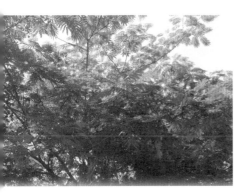
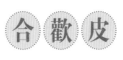

【別名】合昏皮、夜合皮、青裳皮。

【來源】豆科植物合歡 *Albizia julibrissin* Durazz. 的乾燥樹皮。

【性狀鑑別】本品呈捲曲筒狀或半筒狀，長40～80cm，厚0.1～0.3cm。外表面灰棕色至灰褐色，稍有縱皺紋，有的呈淺裂紋，密生明顯的橢圓形橫向皮孔，棕色或棕紅色，偶有突起的橫棱或較大的圓形枝痕，常附有地衣斑；內表面淡黃棕色或黃白色，平滑，有細密縱紋。質硬而脆，易折斷，斷面呈纖維性片狀，淡黃棕色或黃白色。氣微香，味淡、微澀、稍刺舌，而後喉頭有不適感。以完整、內表面色黃、平滑、斷面纖維性者為佳。

【用法用量】煎服，6～12g，煎湯或入丸、散。外用適量，研末調敷。

【藥理作用】終止妊娠，抗早孕，增強小鼠免疫功能，抗腫瘤。

石決明

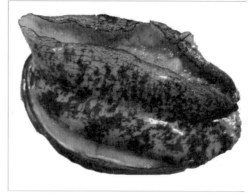

雜色鮑*Haliotis diversicolor* Reeve

【別名】鰒魚甲、九孔螺、鮑魚皮、金蛤蠣皮、海決明。

【來源】鮑科動物雜色鮑*Haliotis diversicolor* Reeve、皺紋盤鮑*Haliotis discus hannai* Ino、羊鮑*Haliotis ovina* Gmelin、澳洲鮑*Haliotis ruber*（Leach）、耳鮑*Haliotis asinina* Linnaeus 或白鮑*Haliotis laevigata* （Donovan）的貝殼。

【性狀鑑別】

雜色鮑：呈長卵圓形，內面觀略呈耳形，長7～9cm，寬5～6cm，高約2cm。表面暗紅色，有多數不規則的螺肋和細密生長線，螺旋部小，體螺部大，從螺旋部頂處開始向右排列有20餘個疣狀突起，末端6～9個開孔，孔口與殼面平。內面光滑，具珍珠樣彩色光澤。殼較厚，質堅硬，不易破碎。氣微，味微鹹。

皺紋盤鮑：呈長橢圓形，長8～12cm，寬6～8cm，高2～3cm。表面灰棕色，有多數粗糙而不規則的皺紋，生長線明顯，常有苔蘚類或石灰蟲等附著物，末端4～5個開孔，孔口突出殼面，殼較薄。

羊鮑：近圓形，長4～8cm，寬2.5～6cm，高0.8～2cm，殼頂位於近中部而高於殼面，螺旋部與體螺部各占1/2，從螺旋部邊緣有2行整齊的突起，尤以上部較為明顯，末端4～5個開孔，呈管狀。

澳洲鮑：呈扁平卵圓形，長13～17cm，寬11～14cm，高3.5～6cm。表面磚紅色，螺旋部約為殼面的1/2，螺肋和生長線

呈波狀隆起，疣狀突起30餘個，末端7～9個開孔，孔口突出殼面。

　　耳鮑：狹長，略扭曲，呈耳狀，長5～8cm，寬2.5～3.5cm，高約1cm。表面光滑，具翠綠色、紫色及褐色等多種顏色形成的斑紋，螺旋部小，體螺部大，末端5～7個開孔，孔口與殼平，多為橢圓形，殼薄，質較脆。

　　白鮑：呈卵圓形，長11～14cm，寬8.5～11cm，高3～6.5cm。表面磚紅色，光滑，殼頂高於殼面，生長線頗為明顯，螺旋部約為殼面的1/3，疣狀突起30餘個，末端9個開孔，孔口與殼平。

　　以完整、內表面光滑、具珍珠樣光澤者為佳。

　　【性味歸經】鹹，寒。歸肝經。

　　【功能主治】平肝潛陽，清肝明目。用於頭痛眩暈，目赤翳障，視物昏花，青盲雀目。

　　【用法用量】煎服，6～20g，用時打碎先煎。外用適量。

　　【藥理作用】中和過多的胃酸，清熱，鎮痛，抑菌，解痙，止血。

　　【有效驗方】①**高血壓**：生石決明30g，生牡蠣30g，生地黃15g，菊花9g。水煎服。②**眩暈**：石決明24g，菊花12g，枸杞子12g，桑葉12g。水煎服。③**白內障**：石決明6g，茺蔚子、防風各6g，人參、菊花、車前子各9g。研為細末，飯後米湯送服3g。

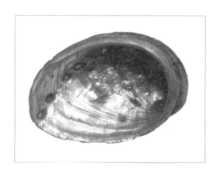 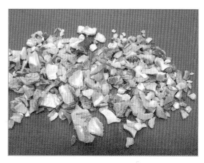

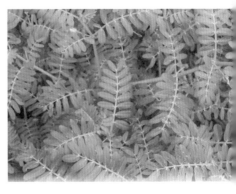

刺蒺藜

【別名】蒺藜、旱草、杜蒺藜、白蒺藜、蒺藜狗子。

【來源】蒺藜科植物蒺藜 *Tribulus terrestris* L. 的乾燥成熟果實。

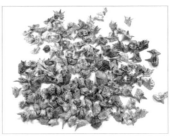

【性狀鑑別】本品由 5 個分果瓣組成，呈放射狀排列，直徑 7～12mm。常裂為單一的分果瓣，分果瓣呈斧狀，長 3～6mm；背部黃綠色，隆起，有縱棱和多數小刺，並有對稱的長刺和短刺各 1 對，兩側面粗糙，有網紋，灰白色。質堅硬。氣微，味苦、辛。以果粒均勻、飽滿堅實、色灰白者為佳。

【用法用量】煎服，6～9g，煎湯或入丸、散。外用適量，水煎洗或研末調敷。

【藥理作用】改善心肌缺血，緩解心絞痛，利尿，抗衰老。

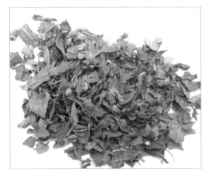

羅布麻

【別名】吉吉麻、野茶、紅麻、鹽柳。

【來源】夾竹桃科植物羅布麻 *Apocynum venetum* L.的乾燥葉。

【性狀鑑別】本品多皺縮捲曲，有的破碎，完整葉片展平後呈橢圓狀披針形或卵圓狀披針形，長 2～5cm，寬 0.5～2cm。淡綠色或灰綠色，先端鈍，有小芒尖，基部鈍圓或楔形，邊緣具細齒，常反捲，兩面無毛，葉脈

於下表面突起；葉柄細，長約4mm。質脆。氣微，味淡。

【用法用量】煎服，6～12g，煎湯或泡茶。

【藥理作用】降壓，降血脂，強心，抗輻射，利尿，延緩衰老。

羚羊角

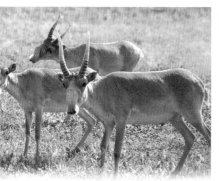

【別名】冷角。

【來源】本品為牛科動物賽加羚羊 *Saiga tatarica* Linnaeus 的角。獵取後鋸取其角，曬乾。

【性狀鑒別】本品呈長圓錐形，略呈弓形彎曲，長15～33cm；類白色或黃白色，基部稍呈青灰色。嫩枝對光透視有「血絲」或紫黑色斑紋，光潤如玉，無裂紋，老枝則有細縱裂紋。除尖端部分外，有10～16個隆起環脊，間距約2cm，用手握之，四指正好嵌入凹處。角的基部橫截面圓形，直徑3～4cm，內有堅硬質重的角柱，習稱「骨塞」，骨塞長約占全形的1/2或1/3，表面有突起的縱棱與其外面角鞘內的凹溝緊密嵌合，從橫斷面觀，其結合部呈鋸齒狀。除去「骨塞」後，角的下半段成空洞，全形呈半透明，對光透視，上半段中央有一條隱約可辨的細孔道直通角尖，習稱「通天眼」。質堅硬。氣無，味淡。

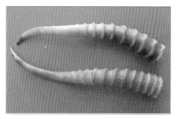

【性味歸經】鹹，寒。歸肝、心經。

【功能主治】平肝息風，清肝明目，散血解毒。用於肝風內動，驚癇抽搐，妊娠子癇，高熱痙厥，癲癇發狂，頭痛眩暈，目赤翳障，溫毒發斑，癰腫瘡毒。

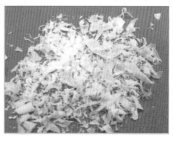

【用法用量】1～3g，宜另煎2小時以上；磨汁或研粉服，每次0.3～0.6g。

【藥理作用】解熱、鎮靜、鎮痛、抗驚厥，同時具有興奮平滑肌、抑菌等作用。

【有效驗方】①疔瘡後期：野青菜12g，地黃瓜14g，蔥白30g，羚羊角粉2g。搗爛，調拌蜂蜜，敷貼患處。②治心肺風熱沖目，生瞖肉：羚羊角、黃芩、柴胡、升麻各1.5g，甘草30g。食後水煎服。③治眼卒生白瞖膜：羚羊角屑25g，澤瀉25g，甘菊花50g，葳蕤25g，菟絲子25g。搗，粗籮為散，水溫服。

牛　黃

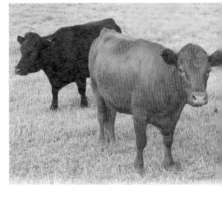

【別名】丑寶、天然牛黃。

【來源】本品為牛科動物牛 *Bos taurus domesticus* Gmelin 的乾燥膽結石。宰牛時，如發現有牛黃，即濾去膽汁，將牛黃取出，除去外部薄膜，陰乾。

【性狀鑑別】本品多呈卵形、類球形、三角形或四方形，大小不一，直徑0.6～3（4.5）cm，少數呈管狀或碎片。表面黃紅色至棕黃色，有的表面掛有一層黑色光亮的薄膜，習稱「烏金衣」，有的粗糙，具疣狀突起，有的具龜裂紋。體輕，質酥脆，易分層剝落，斷面金黃色，可見細密的同心層紋，有的夾

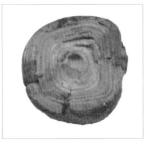

有白心。氣清香，味苦而後甘，有清涼感，嚼之易碎，不粘牙。

【性味歸經】甘，涼。歸心、肝經。

【功能主治】清心，豁痰，開竅，涼肝，息風，解毒。用於熱病神昏，中風痰迷，驚癇抽搐，癲癇發狂，咽喉腫

痛，口舌生瘡，癰腫疔瘡。

【用法用量】0.15～0.35g，多入丸、散用。外用適量，研末敷患處。

【藥理作用】解熱、鎮痛、鎮靜、抗驚厥與抗癲癇、抗炎及提高免疫、抗病毒、抗氧化、抗衰老，同時還具有祛痰平喘等作用。

【有效驗方】①**治心經邪熱，狂言妄語，心神不爽**：牛黃、腦子、朱砂各7.5g、大黃60g。同研極細，生薑、蜜水調下。②**治小兒肺熱咳喘**：牛黃0.2g，石膏25g，貝母25g。共為細末，每服5g。③**中風痰厥、小兒急慢驚風**：牛黃3g，辰砂1.5g，白牽牛（頭末）6g。共研為末，作一服，小兒減半。痰厥溫香油下；急慢驚風，黃酒入蜜少許送下。

鉤　藤

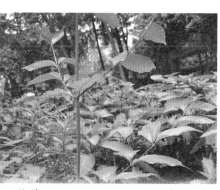

鉤藤*Uncaria rhynchophylla*（Miq.）
Miq. ex Jacks.

【別名】雙鉤藤、鷹爪風、吊風根、金鉤草、倒掛刺。

【來源】本品為茜草科植物鉤藤 *Uncaria rhynchophylla*（Miq.）Miq. ex Jacks.、大葉鉤藤 *Uncaria macrophylla* Wall.、毛鉤藤 *Uncaria hirsuta* Havil.、華鉤藤 *Uncaria sinensis*（Oliv.）Havil. 或無柄果鉤藤 *Uncaria sessilifructus* Roxb. 的乾燥帶鉤莖枝。秋、冬二季採收，去葉，切段，曬乾。

【性狀鑑別】本品莖枝呈圓柱形或類方柱形，長2～3cm，直徑0.2～0.5cm。表面紅棕色至紫紅色者具細縱紋，光滑無毛；黃綠色至灰褐色者有時可見白色點狀皮孔，被黃褐色柔毛。多數枝節上對生兩個向下彎曲的鉤（不育花序梗），或僅一側有鉤，另一側為突起的疤痕；鉤略扁或稍圓，先端細尖，

基部較闊；鈎基部的枝上可見葉柄脫落後的窩點狀痕跡和環狀的托葉痕。質堅韌，斷面黃棕色，皮部纖維性，髓部黃白色或中空。氣微，味淡。

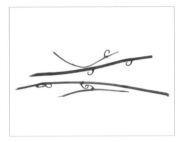

【性味歸經】甘，涼。歸肝、心包經。

【功能主治】息風定驚，清熱平肝。用於肝風內動，驚癇抽搐，高熱驚厥，感冒夾驚，小兒驚啼，妊娠子癇，頭痛眩暈。

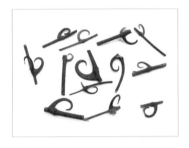

【用法用量】煎服，3～12g，入煎劑宜後下。

【藥理作用】鎮靜、抗驚厥及抗癲癇、增強免疫、降壓、逆轉心肌重構、抗心律失保護腦缺血，同時具有抗癌、保護神經細胞等作用。

【有效驗方】①**中風**：鈎藤 20g，石韋 12g，羊奶奶根 12g，葛根 20g。煎後蜂蜜沖服。②**肝陽上亢眩暈**：旱蓮草 30g，鈎藤 20g，白菊花 12g，桑葉 12g。研細末，調蜂蜜成丸。③**肝陽上亢眩暈**：桑寄生 12g，苦丁茶 10g，荷葉 8g，鈎藤 12g，菊花 8g。水煎服。④**氣血虧虛眩暈**：豬籠草 40g，糯稻根 12g，土牛膝 12g，鈎藤 12g，紅棗 6g。水煎服。

天 麻

【別名】赤箭、木浦、明天麻、定風草根、白龍皮。

【來源】本品為蘭科植物天麻 *Gastrodia elata* Bl.的乾燥塊莖。立冬後至次年清明前採挖，立即洗淨，蒸透，敞開低溫乾燥。

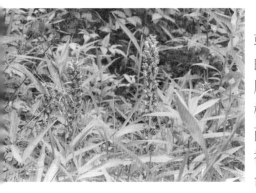

【性狀鑑別】本品呈橢圓形或長條形，略扁，皺縮而稍彎曲，長3～15cm，寬1.5～6cm，厚0.5～2cm。表面黃白色至淡黃棕色，有縱皺紋及由潛伏芽排列而成的橫環紋多輪，有時可見棕褐色菌索。頂端有紅棕色至深棕色鸚嘴狀的芽或殘留莖基；另端有圓臍形疤痕。質堅硬，不易折斷，斷面較平坦，黃白色至淡棕色，角質樣。氣微，味甘。

【性味歸經】甘，平。歸肝經。

【功能主治】息風止痙，平抑肝陽，祛風通絡。用於小兒驚風，癲癇抽搐，破傷風，頭痛眩暈，手足不遂，肢體麻木，風濕痹痛。

【用法用量】煎服，3～9g。研末沖服，每次1～1.5g。

【藥理作用】抑制或縮短實驗性癲癇的發作時間；降低外周血管、腦血管和冠狀血管阻力，並有降壓、減慢心率及鎮痛抗炎作用。

【有效驗方】①**婦人風痹，手足不遂**：天麻、牛膝、附子、杜仲各60g。酒浸，溫飲。②**治小兒諸驚**：天麻15g，全蠍30g，天南星15g，白僵蠶6g。共為細末，酒煮麵糊為丸，荊芥湯下。③**治風氣壅盛，頭疼目澀，項背拘急，鼻塞耳鳴**：天麻4枚，川芎120g，防風120g，甘草60g。煉蜜為丸，朱砂為衣，食後，細嚼，清茶送下。④**治頭痛、偏頭痛**：天麻、白芷各12g，川芎30g，當歸12g，赤芍15g。水煎服。

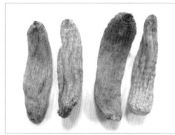

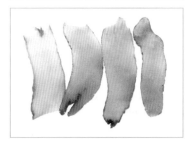

地 龍

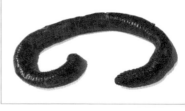

參環毛蚓 *Pheretima aspergillum*
（E.Perrier）

【別名】蚯蚓、蚰蟮、曲蟲、土蟺、赤蟲。

【來源】本品為巨蚓科動物參環毛蚓 *Pheretima aspergillum*（E. Perrier）、通俗環毛蚓 Pheretima vulgaris Chen、威廉環毛蚓 *Pheretima guillelmi*（Michaelsen）或櫛盲環毛蚓 *Pheretima pectinifera* Michaelsen 的乾燥體。前一種習稱「廣地龍」，後三種習稱「滬地龍」。廣地龍春季至秋季捕捉，滬地龍夏季捕捉，及時剖開腹部，除去內臟及泥沙，洗淨，曬乾或低溫乾燥。

【性狀鑑別】

廣地龍：呈長條狀薄片，彎曲，邊緣略捲，長 15～20cm，寬 1～2cm。全體具環節，背部棕褐色至紫灰色，腹部淺黃棕色；第 14～16 環節為生殖帶，習稱「白頸」，較光亮。體前端稍尖，尾端鈍圓，剛毛圈粗糙而硬，色稍淺。雄生殖孔在第 18 節腹側剛毛圈一小孔突上，外緣有數環繞的淺皮褶，內側剛毛圈隆起，前面兩邊有橫排（一排或二排）小乳突，每邊 10～20 個不等。受精囊孔 2 對，位於 7/8 至 8/9 環節間一橢圓形突起上，約占節周 5/11。體輕，略呈革質，不易折斷。氣腥，味微鹹。

滬地龍：長 8～15cm，寬 0.5～1.5cm。全體具環節，背部棕褐色至黃褐色，腹部淺黃棕色；第 14～16 環節為生殖帶，較光亮。第 18 環節有一對雄生殖孔。通俗環毛蚓的雄交配腔能全部翻出，呈花菜狀或陰莖狀；威廉環毛蚓的雄交配腔孔呈縱向裂縫狀；櫛盲環毛蚓的雄生殖孔內側有 1 或多個小乳突。受精囊孔 3 對，在 6/7 至 8/9 環節間。

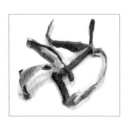

【性味歸經】鹹，寒。歸肝、脾、膀胱經。

【功能主治】清熱定驚，通絡，平喘，利尿。用於高熱神昏，驚癇抽搐，關節痹痛，肢體麻木，半身不遂，肺熱喘咳，尿少水腫。

【用法用量】煎服，4.5～9g。鮮品10～20g。研末吞服，每次1～2g。外用適量。

【藥理作用】解熱、鎮痛、抗炎、平喘止咳、鎮靜、抗驚厥、降壓、抑菌抗病毒、抗血栓，同時具有改善微循環、抗癌影響生殖功能等作用。

【有效驗方】①**類風濕性關節炎**：地龍乾30g，白花蛇30g，蜈蚣3條。烘乾，共研細末，開水送服。②**高熱抽搐**：地龍6g，金銀花15g，鉤藤15g，連翹10g，全蠍3g。水煎服。③**風濕關節痛**：地龍10g，防己10g，五加皮10g。水煎服。④**宮頸糜爛**：地龍20條，蔥白20根，蜂蜜250g，地龍、蔥白烘乾，共研細末，加入蜂蜜成膏。

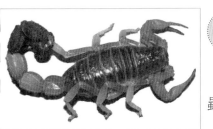

 全 蠍

【別名】鉗蠍、全蟲、蠍子、茯背蟲。

【來源】本品為鉗蠍科動物東亞鉗蠍 *Buthus martensii* Karsch 的乾燥體。春末至秋初捕捉，除去泥沙，置沸水或沸鹽水中，煮至全身僵硬，撈出，置通風處，陰乾。

【性狀鑒別】本品頭胸部與前腹部呈扁平長橢圓形，後腹部呈尾狀，皺縮彎曲，完整者體長約6cm。頭胸部呈綠褐色，前面有1對短小的螯肢及1對較長大的鉗狀腳鬚，形似蟹螯，背面覆有梯形背甲，腹面有足4對，均為7節，末端各具2爪鉤；前腹部由7節組成，第7節色深，背甲上有5條隆脊線。背面綠褐色，後腹部棕黃色，6節，節上均有縱溝，末節有銳鉤狀

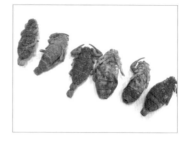

毒刺，毒刺下方無距。氣微腥，味鹹。

【性味歸經】辛，平；有毒。歸肝經。

【功能主治】息風鎮痙，通絡止痛，攻毒散結。用於肝風內動，痙攣抽搐，小兒驚風，中風口喎，半身不遂，破傷風，風濕頑痹，偏正頭痛，瘡瘍，瘰癧。

【用法用量】煎服，3～6g。研末吞服，每次0.6～1g。外用適量。

【藥理作用】抗驚厥、抗癲癇、鎮痛、鎮靜、抗炎，同時具有影響心血管、增強免疫、抗癌等作用。

【有效驗方】①**肝癌**：地龍20g，蛤蚧20g，蜈蚣1條，全蠍3g，土鱉蟲6g。研細末，白酒吞服。②**小兒後期臍風**：蜈蚣0.2g，全蠍5個，薄荷4g，田螺1個。研細末，內服少許或塗搽臍部。③**鼻炎、鼻竇炎**：細辛、全蠍各3g，防風、黃芩各6g。水煎服。④**神經性頭痛**：細辛3g，川芎6g，藁本6g，全蠍3g。水煎服。⑤**原發性高血壓、動脈硬化引起的頭痛**：全蠍、鉤藤各6g，麗參6g。共研末，每日兩次，每次服6g。

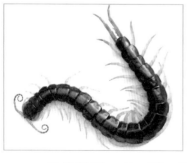

【別名】百足蟲、千足蟲、金頭蜈蚣、百腳。

【來源】蜈蚣科動物少棘巨蜈蚣 *Scolopendra subspinipes mutilans* L. Koch 的乾燥體。春、夏二季捕捉，用竹片插入頭尾，繃直，乾燥。

【性狀鑑別】本品呈扁平長條形，長9～15cm，寬0.5～1cm。由頭部和軀幹部組成，全體共22個環節。頭部暗紅色或

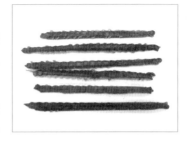

紅褐色，略有光澤，有頭板覆蓋，頭板近圓形，前端稍突出，兩側貼有顎肢 1 對，前端兩側有觸角 1 對。軀幹部第一背板與頭板同色，其餘 20 個背板為棕綠色或墨綠色，具光澤，自第四背板至第二十背板上常有兩條縱溝線；腹部淡黃色或棕黃色，皺縮；自第二節起，每節兩側有步足 1 對；步足黃色或紅褐色，偶有黃白色，呈彎鉤形，最末 1 對步足尾狀，故又稱尾足，易脫落。質脆，斷面有裂隙。氣微腥，有特殊刺鼻的臭氣，味辛、微鹹。

【性味歸經】辛，溫；有毒。歸肝經。

【功能主治】息風鎮痙，通絡止痛，攻毒散結。用於肝風內動，痙攣抽搐，小兒驚風，中風口喎，半身不遂，破傷風，風濕頑痹，偏正頭痛，瘡瘍，瘰癧，蛇蟲咬傷。

【用法用量】煎服，3～5g。研末吞服，每次 0.6～1g。外用適量。

【藥理作用】抗驚厥及抗癲癇、鎮痛、增強免疫、抗炎抗菌、抗腫瘤；同時具有延緩衰老，影響心血管等作用。

【有效驗方】①宮頸癌：蜈蚣 2 條，黃柏 15g，輕粉 3g，冰片 0.3g，麝香 0.15g。共研細粉，塗患處。②蛇頭疔：蜈蚣 2 條，雄黃 4g。共研細末，塗患處。③癲癇：蜈蚣 45g，全蠍 45g。共研細末，開水送服。④百日咳：蜈蚣 20g，甘草 20g。共研細末，開水送服。⑤風癬：大蜈蚣 30g，烏梢蛇 60g。共焙研細末，體強者每服 3g，弱者每服 1.5g，日二次，開水下。

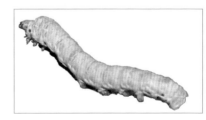

【別名】白僵蠶、僵蟲、天蟲。

【來源】本品為蠶蛾科昆蟲家蠶

Bombyx mori Linnaeus. 4～5齡的幼蟲感染（或人工接種）白僵菌 *Beauveria bassiana*（Bals.）Vuillant 而致死的乾燥體。多於春、秋季生產，將感染白僵菌病死的蠶乾燥。

【性狀鑑別】本品略呈圓柱形，多彎曲皺縮。長2～5cm，直徑0.5～0.7cm。表面灰黃色，被有白色粉霜狀的氣生菌絲和分生孢子。頭部較圓，足8對，體節明顯，尾部略呈二分枝狀。質硬而脆，易折斷，斷面平坦，外層白色，中間有亮棕色或亮黑色的絲腺環4個。氣微腥，味微鹹。

【性味歸經】鹹、辛，平。歸肝、肺、胃經。

【功能主治】息風止痙，祛風止痛，化痰散結。用於肝風夾痰，驚癇抽搐，小兒急驚，破傷風，中風口喎，風熱頭痛，目赤咽痛，風疹瘙癢，發頤疔腮。

【用法用量】煎服，5～9g。研末吞服，每次1～1.5g。散風熱宜生用，其他多制用。

【藥理作用】抗驚厥、鎮靜催眠、抗腫瘤、抗血栓；同時具有增強免疫，影響生殖系統等作用。

【有效驗方】①**小兒後期臍風**：僵蠶1條，燈心草20cm，蟬蛻5個，薄荷0.6g。搗爛，敷貼臍部。②**小兒慢驚風**：五匹風12g，辰砂草20g，大風藤12g，僵蠶12g。③**小兒急驚風**：蜈蚣12g，地龍20g，僵蠶6g，胡椒6粒。研細末，調拌蜂蜜，敷貼肚臍。④**支氣管哮喘**：僵蠶15g，全蠍3g，地龍10g，桃仁10g。將上藥共研細末，混勻，水泛為丸。每日6g，每日兩次，連用15天。

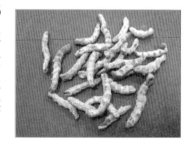

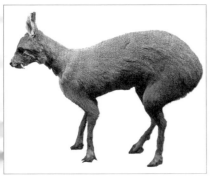

林麝 *Moschus berezovskii* Flerov

 麝 香

【別名】原麝香、香臍子、寸草、麝臍香、臭子。

【來源】本品為鹿科動物林麝 *Moschus berezovskii* Flerov、馬麝 *Moschus sifanicus* Przewalski 或原麝 *Moschus moschiferus* Linnaeus 成熟雄體香囊中的乾燥分泌物。野麝多在冬季至次春獵取，獵獲後，割取香囊，陰乾，習稱「毛殼麝香」；剖開香囊，除去囊殼，習稱「麝香仁」。家麝直接從其香囊中取出麝香仁，陰乾或用乾燥器密閉乾燥。

【性狀鑑別】

毛殼麝香：為扁圓形或類橢圓形的囊狀體，直徑 3～7cm，厚 2～4cm。開口面的皮革質，棕褐色，略平，密生白色或灰棕色短毛，從兩側圍繞中心排列，中間有 1 小囊孔。另一面為棕褐色略帶紫的皮膜，微皺縮，偶顯肌肉纖維，略有彈性，剖開後可見中層皮膜呈棕褐色或灰褐色，半透明，內層皮膜呈棕色，內含顆粒狀、粉末狀的麝香仁和少量細毛及脫落的內層皮膜（習稱「銀皮」）。

麝香仁：野生者質軟，油潤，疏鬆；其中不規則圓球形或顆粒狀者習稱「當門子」，表面多呈紫黑色，油潤光亮，微有麻紋，斷面深棕色或黃棕色；粉末狀者多呈棕褐色或黃棕色，並有少量脫落的內層皮膜和細毛。飼養者呈顆粒狀、短條形或不規則的團塊；表面不平，紫黑色或深棕色，顯油性，微有光澤，並有少量毛和脫落

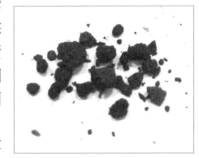

的內層皮膜。氣香濃烈而特異，味微辣、微苦帶鹹。

【性味歸經】辛，溫。歸心、脾經。

【功能主治】開竅醒神，活血通經，消腫止痛。用於熱病神昏，中風痰厥，氣鬱暴厥，中惡昏迷，經閉，癥瘕，難產死胎，胸痹心痛，心腹暴痛，跌撲傷痛，痹痛麻木，癰腫瘰癧，咽喉腫痛。

【用法用量】0.03～0.1g，多入丸、散用。外用適量。不宜入煎劑。

【藥理作用】抗癡呆及保護腦損傷、耐缺氧、抗炎、抗血小板聚集、抗腫瘤、抗早孕，同時具有雄激素樣作用、強心等作用。

【有效驗方】①**治卒中風**：青州白丸子，入麝香同研碎為末，生薑自然汁調灌之。②**治痰迷心竅**：麝香0.3g，月石、牙皂，明礬、雄精各3g。上共研勻，密貯，每服1.5g。③**治小兒諸癇潮發，不省，困重**：白僵蠶25g，天竺黃0.5g，真牛黃5g，麝香、龍腦各2.5g。拌研勻細，生薑自然汁調灌服。④**牙痛**：麝香大豆許，巴豆一粒，細辛末15g。上藥同研令細，以棗瓤和丸，如粟米大。以新綿裹一丸，於痛處咬之，有涎即吐，有蛀孔即納一丸。

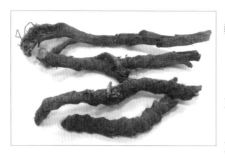

石菖蒲

【別名】菖蒲葉、山菖蒲、水劍草、香菖蒲、藥菖蒲。

【來源】本品為天南星科植物石菖蒲 *Acorus tatarinowii* Schott 的乾燥根莖。秋、冬二季採挖，除去鬚根及泥沙，曬乾。

【性狀鑑別】本品呈扁圓柱形，多彎曲，常有分枝，長3～20cm，直徑0.3～1cm。表面棕褐色或灰棕色，粗糙，有疏

密不勻的環節，節間長 0.2～ 0.8cm，具細縱紋，一面殘留鬚根或圓點狀根痕；葉痕呈三角形，左右交互排列，有的其上有毛鱗狀的葉基殘餘。質硬，斷面纖維性，類白色或微紅色，內皮層環明顯，可見多

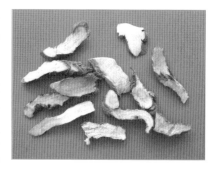

數維管束小點及棕色油細胞。氣芳香，味苦、微辛。

【性味歸經】辛、苦，溫。歸心、胃經。

【功能主治】開竅豁痰，醒神益智，化濕開胃。用於神昏癲癇，健忘失眠，耳鳴耳聾，脘痞不饑，噤口下痢。

【用法用量】煎服，3～9g。鮮品加倍。

【藥理作用】鎮靜、抗驚厥及抗癲癇、腦保護及益智、抗菌殺蟲、抗血栓，同時具有影響消化系統、中樞神經系統、心血管系統作用。

【有效驗方】①小兒急驚風：石菖蒲適量，地龍 7 條，竹瀝 40ml。搗爛絞汁，共調勻，灌服。②中風：石菖蒲 20g，雞血藤 20g，豨薟草 20g，合歡花 12g，排風藤 30g。水煎服。③中暑：石菖蒲 12g，蒼朮 10g，公丁香 6g，地胡椒 8g，牙皂 6g。水煎服。④血虛頭痛：菊花 60g，石菖蒲 30g，香附 12g，麻黃 60g。烘乾，做藥枕。

人 參

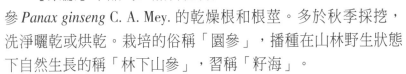

【別名】山參、園參、人銜、鬼蓋、棒槌、土精、神草、黃參、血參、地精、百尺杵、海腴、金井玉闌、孩兒參。

【來源】本品為五加科植物人參 *Panax ginseng* C. A. Mey. 的乾燥根和根莖。多於秋季採挖，洗淨曬乾或烘乾。栽培的俗稱「園參」，播種在山林野生狀態下自然生長的稱「林下山參」，習稱「籽海」。

【性狀鑑別】主根呈紡錘形或圓柱形，長3～15cm，直徑1～2cm。表面灰黃色，上部或全體有疏淺斷續的粗橫紋及明顯的縱皺，下部有支根2～3條，並著生多數細長的鬚根，鬚根上常有不明顯的細小疣狀突起。根莖（蘆頭）長1～4cm，直徑0.3～1.5cm，多拘攣而彎曲，具不定根（芋）和稀疏的凹窩狀莖痕（蘆碗）。質較硬，斷面淡黃白色，顯粉性，形成層環紋棕黃色，皮部有黃棕色的點狀樹脂道及放射狀裂隙。香氣特異。

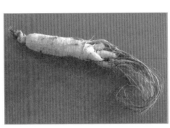

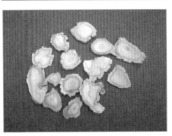

或主根多與根莖近等長或較短，呈圓柱形、菱形或人字形，長1～6cm。表面灰黃色，具縱皺紋，上部或中下部有環紋。支根多為2～3條，鬚根少而細長，清晰不亂，有較明顯的疣狀突起。根莖細長，少數粗短，中上部具稀疏或密集而深陷的莖痕。不定根較細，多下垂。

【性味歸經】甘、微苦，微溫。歸脾、肺、心、腎經。

【功能主治】大補元氣，復脈固脫，補脾益肺，生津養血，安神益智。用於體

虛欲脫，肢冷脈微，脾虛食少，肺虛喘咳，津傷口渴，內熱消渴，氣血虧虛，久病虛羸，驚悸失眠，陽痿宮冷。

【用法用量】煎服，3～19g；挽救虛脫可用15～30g。宜文火另煎分次兌服用。野山參研末吞服，每次2g，日服2次。

【藥理作用】增強免疫功能和學習記憶、增強抗應激能力、強心、抗休克、抗心肌缺血、抗腫瘤；同時還影響血液系統，調節中樞系統等。

【有效驗方】①**眼玻璃體混濁，視神經萎縮**：珍珠母30g，蒼朮10g，人參3g。水煎服。②**水中盜汗**：酸棗仁、人參、茯苓各等量。研細粉，米湯水送服。③**產後氣喘**：胡桃仁、人參各15g。水煎服。④**治消渴引飲無度**：人參、栝樓根各等分。煉蜜為丸，麥門冬煎湯下。

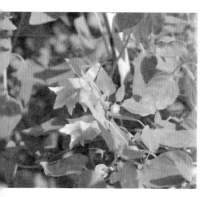

黨參*Codonopsis pilosula*
（Franch.）Nannf.

黨　參

211

【別名】防風黨參、黃參、防黨參、上黨參、獅頭參、中靈草、黃黨。

【來源】本品為桔梗科植物黨參 *Codonopsis pilosula*（Franch.）Nannf.、素花黨參 *Codonopsis pilosula* Nannf. var. modesta（Nannf.）L. T. Shen 或川黨參 *Codonopsis tangshen* Oliv.的乾燥根。秋季採挖，洗淨，曬乾。

【性狀鑒別】

黨參：呈長圓柱形，稍彎曲，長10～35cm，直徑0.4～2cm。表面黃棕色至灰棕色，根頭部有多數疣狀突起的莖痕及芽，每個莖痕的頂端呈凹下的圓點狀；根頭下有緻密的環狀橫紋，向下漸稀疏，有的達全長的一半，栽培品環狀橫紋少或無；全體有縱皺紋及散在的橫長皮孔樣突起，支根斷落處常有

黑褐色膠狀物。質稍硬或略帶韌性，斷面稍平坦，有裂隙或放射狀紋理，皮部淡黃白色至淡棕色，木部淡黃色。有特殊香氣。

素花黨參（西黨參）：長 10～35cm，直徑 0.5～2.5cm。表面黃白色至灰黃色，根頭下緻密的環狀橫紋常達全長的一半以上。斷面裂隙較多，皮部灰白色至淡棕色。

川黨參：長 10～45cm，直徑 0.5～2cm。表面灰黃色至黃棕色，有明顯不規則的縱溝。質較軟而結實，斷面裂隙較少，皮部黃白色。

【性味歸經】甘，平。歸脾、肺經。

【功能主治】健脾益肺，養血生津。用於脾肺虛弱，食少倦怠，咳嗽虛喘，氣血不足，面色萎黃，心悸氣短，津傷口渴，內熱消渴。

【用法用量】煎服，9～30g。

【藥理作用】提高抗應激能力、增強免疫功能、益智、抑制心臟、強心、抗腫瘤；同時影響血液系統、中樞神經系統、消化系統等。

【有效驗方】①**脾胃虛弱，食少便溏**：黨參 10g，茯苓 10g，白朮 10g，炙甘草 3g。水煎服。②**脫肛**：黨參 30g，升麻 10g，甘草 6g。水煎服。③**子宮下垂，脫肛**：柴胡 6g，黨參 12g，黃蓍 15g，升麻 5g。水煎服。④**體虛無力，胃口不好，大便稀薄**：黨參 10g，黃蓍 15g，白朮 10g，陳皮 10g，甘草 6g。水煎服。

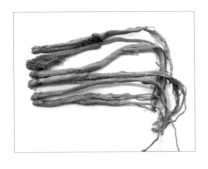
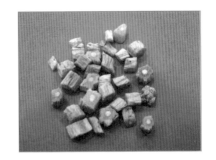

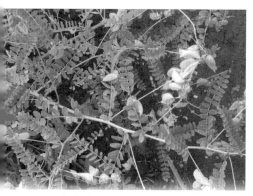

膜莢黃菁 *Astragalus membranaceus*（*Fisch.*）*Bge.*

黃　菁

【別名】棉菁、黃耆、獨椹、蜀脂、百本、百藥棉。

【來源】本品為豆科植物蒙古黃菁 *Astragalus membranaceus*（Fisch.） Bge. var. *mongholicus*（Bge.）Hsiao 或膜莢黃菁 *Astragalus membranaceus*（Fisch.）Bge. 的乾燥根。春、秋二季採挖，除去鬚根及根頭，曬乾。

【性狀鑒別】本品呈圓柱形，有的有分枝，上端較粗，長30～90cm，直徑1～3.5cm。表面淡棕黃色或淡棕褐色，有不整齊的縱皺紋或縱溝。質硬而韌，不易折斷，斷面纖維性強，並顯粉性，皮部黃白色，木部淡黃色，有放射狀紋理及裂隙，老根中心偶有枯朽狀，黑褐色或呈空洞。氣微，味微甜，嚼之微有豆腥味。

【用法用量】煎服，9～30g。蜜炙可增強其補中益氣作用。

【藥理作用】抗心肌缺血、心梗保護、增強免疫功能、益智、抗衰老、抗腫瘤，同時影響血液系統、內分泌系統等。

白　朮

【別名】于朮、冬朮、浙朮、種朮。

【來源】本品為菊科植物白朮 *Atractylodes macrocephala* Koidz. 的乾燥根莖。冬季下部葉枯黃、上部

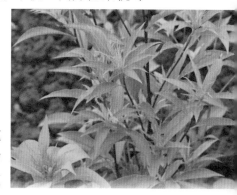

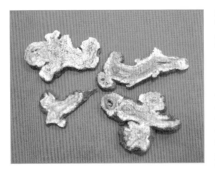

葉變脆時採挖，除去泥沙，烘乾或曬乾，再除去鬚根。

【性狀鑑別】本品為不規則的肥厚團塊，長3～13cm，直徑1.5～7cm。表面灰黃色或灰棕色，有瘤狀突起及斷續的縱皺和溝紋，並有鬚根痕，頂端有殘留莖基和芽痕。質堅硬不易折斷，斷面不平坦，黃白色至淡棕色，有棕黃色的點狀油室散在；烘乾者斷面角質樣，色較深或有裂隙。氣清香，味甘、微辛，嚼之略帶黏性。

【用法用量】煎服，6～12g。炒用可增強補氣健脾止瀉作用。

【藥理作用】利尿、降血糖、抗血凝、增強免疫、抗氧化、調節胃腸運動、安胎、抗腫瘤。

甘 草

【別名】甜草根、紅甘草、粉甘草。

【來源】本品為豆科植物甘草 *Glycyrrhiza uralensis* Fisch.、脹果甘草 *Glycyrrhiza inflata* Bat. 或光果甘草 *Glycyrrhiza glabra* L.的乾燥根和根莖。春、秋二季採挖，除去鬚根，曬乾。

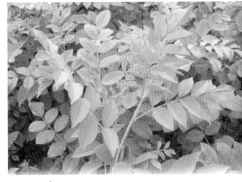

甘草 *Glycyrrhiza uralensis* Fisch.

【性狀鑑別】

甘草：根呈圓柱形，長25～100cm，直徑0.6～3.5cm。外皮鬆緊不一。表面紅棕色或灰棕色，具顯著的縱皺紋、溝紋、皮孔及稀疏的細根痕。質堅實，斷面略顯纖維性，黃白色，粉性，形成層環明顯，射線放射狀，有的有裂隙。根莖呈圓柱

形，表面有芽痕，斷面中部有髓。氣微，味甜而特殊。

脹果甘草：根及根莖木質粗壯，有的分枝，外皮粗糙，多灰棕色或灰褐色。質堅硬，木質纖維多，粉性小。根莖不定芽多而粗大。

光果甘草：根及根莖質地較堅實，有的分枝，外皮不粗糙，多灰棕色，皮孔細而不明顯。

【性味歸經】甘，平。歸心、肺、脾、胃經。

【功能主治】補脾益氣，清熱解毒，祛痰止咳，緩急止痛，調和諸藥。用於脾胃虛弱，倦怠乏力，心悸氣短，咳嗽痰多，脘腹，四肢攣急疼痛，癰腫瘡毒，緩解藥物毒性、烈性。

【用法用量】煎服，1.5～9g。生用性微寒，可清熱解毒；蜜炙藥性微溫，並可增強補益心脾之氣和潤肺止咳作用。

【藥理作用】腎上腺皮質激素樣作用、抗炎及抗變態反應、增強免疫、解毒、抗病毒、抗心律失常，同時還影響消化系統、脂代謝、鎮痛等。

【有效驗方】①咳嗽多痰，胸滿嘔吐：甘草6g，薑製半夏10g，茯苓10g，陳皮5g。水煎服。②脾虛食少或腹瀉：炙甘草10g，黨參10g，白朮10g，茯苓10g，陳皮10g。水煎服。③咽喉腫痛，或有寒熱咳嗽：甘草10g，金銀花15g，桔梗10g，牛蒡子10g。水煎服。④泄瀉：芭樂葉20g，鬼針草20g，土黃連12g，甘草8g。水煎服。

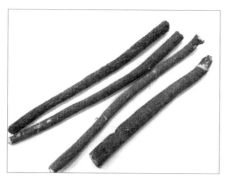
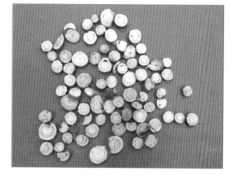

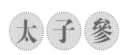

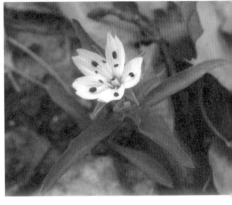

【別名】孩兒參、雙批七、異葉假繁縷。

【來源】本品為石竹科植物孩兒參 *Pseudostellaria heterophylla*（Miq.）Pax ex Pax et Hoffm. 的乾燥塊根。夏季莖葉大部分枯萎時採挖，洗淨，除去鬚根，置沸水中略燙後曬乾或直接曬乾。

【性狀鑒別】本品呈細長紡錘形或細長條形，稍彎曲，長3～10cm，直徑0.2～0.6cm。表面黃白色，較光滑，微有縱皺紋，凹陷處有鬚根痕。頂端有莖痕。質硬而脆，斷面平坦，淡黃白色，角質樣；或類白色，有粉性。氣微，味微甘。

【用法用量】煎服，9～30g。

【藥理作用】抗應激、增強免疫、SOD樣作用、鎮咳、抗菌、抗病毒。

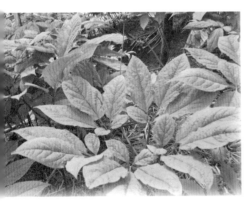

西洋參

【別名】西洋人參、西參、洋參、花旗參。

【來源】本品為五加科植物西洋參 *Panax quinquefolium* L. 的乾燥根。均係栽培品，秋季採挖，洗淨，曬乾或低溫乾燥。

【性狀鑒別】本品呈紡錘形、圓柱形或圓錐形，長3～12cm，直徑0.8～2cm。表面淺黃褐色或黃白色，可見橫向環紋及線狀皮孔狀突起，並有細密淺縱皺紋和鬚根痕。主根中下部

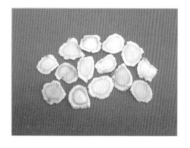

有一至數條側根；多已折斷。有的
上端有根莖（蘆頭），環節明顯，
莖痕（蘆碗）圓形或半圓形具不定
根（芋）或已折斷。體重，質堅
實，不易折斷，斷面平坦，淺黃白
色，略顯粉性，皮部可見黃棕色點
狀樹脂道，形成層環紋棕黃色，本部略呈放射狀紋理。氣微而
特異，味微苦、甘。

【用法用量】3～6g，另煎兌服。

【藥理作用】抑制中樞、抗心律失常、抗心肌缺血、降血
脂、抗腫瘤、保肝、抗病毒。

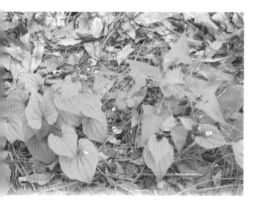

【別名】薯蕷、土薯、山薯
蕷、懷山藥、淮山、白山藥。

【來源】本品為薯蕷科植物
薯蕷 *Dioscorea opposita* Thunb.的
乾燥根莖。冬季莖葉枯萎後採
挖，切去根頭，洗淨，除去外皮
及鬚根，乾燥，或趁鮮切厚片，乾燥；也有選擇肥大順直的乾
燥山藥，置清水中，浸至無乾心，悶透，切齊兩端，用木板搓
成圓柱狀，曬乾，打光，習稱「光山藥」。

【性狀鑒別】本品略呈圓柱形，彎曲而稍扁，長15～
30cm，直徑1.5～6cm。表面黃白色或淡黃色，有縱溝、縱皺紋
及鬚根痕，偶有淺棕色外皮殘留。體重，質堅實，不易折斷，
斷面白色，粉性。氣微，味淡、微酸，嚼之發黏。光山藥呈圓
柱形，兩端平齊，長9～18cm，直徑1.5～3cm。表面光滑，白
色或黃白色。

【性味歸經】甘，平。歸脾、肺、腎經。

【功能主治】補脾養胃，生津益肺，補腎澀精。用於脾虛食少，久瀉不止，肺虛喘咳，腎虛遺精，帶下，尿頻，虛熱消渴。麩炒山藥補脾健胃。用於脾虛食少，泄瀉便溏，白帶過多。

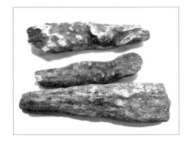

【用法用量】煎服，15～30g。麩炒可增強補脾止瀉作用。

【藥理作用】降血糖、降血脂、抗氧化、增強免疫，還影響消化道、抗腫瘤等。

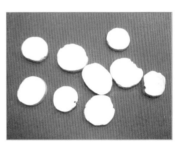

【有效驗方】①**小兒遺尿**：山藥，太子參。共研末，開水沖服。②**白帶**：山藥、白朮、花生仁各250g。共炒焦研末，開水送服。③**脾虛久瀉**：山藥30g，扁豆20g，薏苡仁30g，蓮子肉20g，車前子15g。烘乾，共研細末，煮粥成糊服。④**胃氣上逆嘔吐不止**：鮮山藥30g，清半夏30g。清半夏洗至無礬味，加山藥煎成粥服。

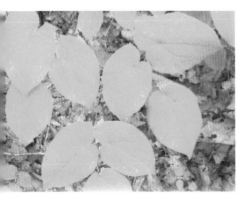

朝鮮淫羊藿 *Epimedium koreanum* Nakai

淫 羊 藿

【別名】三枝九葉草、仙靈脾、牛角花、三叉風、羊角風、三角蓮。

【來源】本品為小檗科植物淫羊藿 *Epimedium brevicornum* Maxim.、箭葉淫羊藿 *Epimedium sagittatum*（Sieb.et Zucc.）Maxim.、柔毛淫羊藿 *Epimedium pubescens* Maxim.或朝鮮淫羊藿 *Epimedium koreanum* Nakai 的乾燥地上部分。夏、秋季莖葉茂盛時採收，曬乾或陰乾。

【性狀鑑別】

淫羊藿：三出複葉；小葉片卵圓形，長 3～8cm，寬 2～6cm；先端微尖，頂生小葉基部心形，兩側小葉較小，偏心形，外側較大，呈耳狀，邊緣具黃色刺毛狀細鋸齒；上表面黃綠色，下表面灰綠色，主脈 7～9 條，基部有稀疏細長毛，細脈兩面突起，網脈明顯；小葉柄長 1～5cm。葉片近革質。氣微，味微苦。

箭葉淫羊藿：三出複葉，小葉片長卵形至卵狀披針形，長 4～12cm，寬 2.5～5cm；先端漸尖，兩側小葉基部明顯偏斜，外側呈箭形。下表面疏被粗短伏毛或近無毛。葉片革質。

柔毛淫羊藿：葉下表面及葉柄密被絨毛狀柔毛。

朝鮮淫羊藿：小葉較大，長 4～10cm，寬 3.5～7cm，先端長尖。葉片較薄。

【性味歸經】辛、甘，溫。歸肝、腎經。

【功能主治】補腎陽，強筋骨，祛風濕。用於腎陽虛衰，陽痿遺精，筋骨痿軟，風濕痹痛，麻木拘攣。

【用法用量】煎服，3～15g。

【藥理作用】增強性腺功能及壯陽、抗微生物、影響心血管系統和血液系統、增強免疫，還具有鎮咳祛痰平喘、抗炎抗過敏等作用。

【有效驗方】①**腎虛陽痿**：淫羊藿 15g，熟地黃 30g，韭菜子 15g，枸杞子 30g。水煎服。②**風濕性心臟病**：淫羊藿 10g，連錢草 12g，柏子仁 10g，白茅根 3g。水煎服。③**慢性氣管炎**：淫羊藿 15g，紫金牛 5g。水煎服。④**手足麻木**：淫羊藿 10g，威靈仙 6g，九龍藤 10g。水煎服。

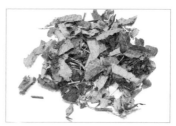

杜　仲

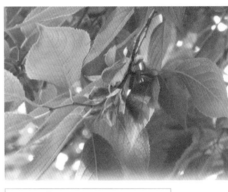

【別名】扯絲皮、思仲、絲棉皮、玉絲皮。

【來源】本品為杜仲科植物杜仲 *Eucommia ulmoides* Oliv. 的乾燥樹皮。4—6月剝取，刮去粗皮，堆置「發汗」至內皮呈紫褐色，曬乾。

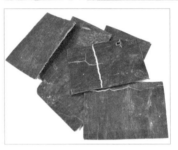

【性狀鑒別】本品呈板片狀或兩邊稍向內捲，大小不一，厚3～7mm。外表面淡棕色或灰褐色，有明顯的皺紋或縱裂槽紋；有的樹皮較薄，未去粗皮，可見明顯的皮孔。內表面暗紫色，光滑。質脆，易折斷，斷面有細密、銀白色、富彈性的橡膠絲相連。氣微，味稍苦。

【用法用量】煎服，10～15g。

【藥理作用】降壓、增強免疫、抗炎、抗腫瘤、調血脂。

續　斷

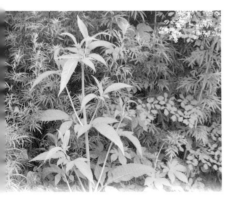

【別名】川續斷、和尚頭、山蘿蔔。

【來源】本品為川續斷科植物川續斷 *Dipsacus asper* Wall. Ex Henry 的乾燥根。秋季採挖，除去根和鬚根，用微火烘至半乾，堆置「發汗」至內部變綠色時，再烘乾。

【性狀鑒別】本品呈圓柱形，略扁，有的微彎曲，長5～

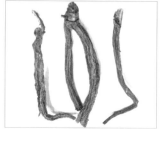

15cm，直徑0.5～2cm。表面灰褐色或黃褐色，有稍扭曲或明顯扭曲的縱皺及溝紋，可見橫裂的皮孔樣斑痕和少數鬚根痕。質軟，久置後變硬，易折斷，斷面不平坦，皮部墨綠色或棕色，外緣褐色或淡褐色，木部黃褐色，導管束呈放射狀排列。氣微香，味苦、微甜而後澀。

【用法用量】煎服，9～15g；或入丸、散。外用適量研末敷。崩漏下血宜炒用。

【藥理作用】影響子宮、止血鎮痛、影響骨生長、抑菌、增強免疫。

菟 絲 子

【別名】豆寄生、無根草、黃絲、黃絲藤、無娘藤、金黃絲子。

【來源】本品為旋花科植物南方菟絲子 *Cuscuta australis* R. Br. 或菟絲子 *Cuscuta chinensis* Lam.的乾燥成熟種子。秋季果實成熟時採收植株，曬乾，打下種子，除去雜質。

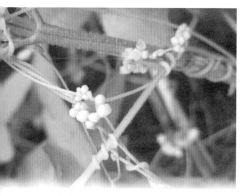

菟絲子 *Cuscuta chinensis* Lam.

【性狀鑒別】本品呈類球形，直徑1～2mm。表面灰棕色至棕褐色，粗糙，種臍線形或扁圓形。質堅實，不易以指甲壓碎。氣微，味淡。

【用法用量】煎服，10～12g。

【藥理作用】影響性腺功能、抗菌、抗氧化，增強免疫。

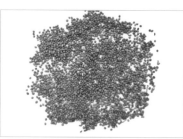

巴戟天

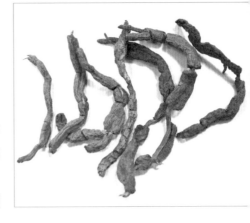

【別名】雞腸風、雞眼藤、黑藤鑽、兔仔腸、三角藤。

【來源】本品為茜草科植物巴戟天 *Morinda officinalis* How 的乾燥根。全年均可採挖，洗淨，除去鬚根，曬至六七成乾，輕輕捶扁，曬乾。

【性狀鑑別】本品為扁圓柱形，略彎曲，長短不等，直徑0.5～2cm。表面灰黃色或暗灰色，具縱紋及橫裂紋，有的皮部橫向斷離露出木部；質韌，斷面皮部厚，紫色或淡紫色，易與木部剝離；木部堅硬，黃棕色或黃白色，直徑1～5mm。氣微，味甘而微澀。

【用法用量】煎服，5～15g。

【藥理作用】增強免疫、促進骨生長、增重及抗疲勞、抗癌、補血。

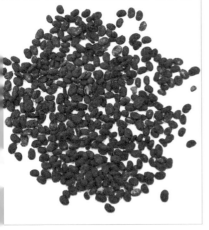

補骨脂

【別名】破故紙、和蘭莧、胡韭子。

【來源】本品為豆科植物補骨脂 *Psoralea corylifolia* L. 的乾燥成熟果實。秋季果實成熟時採收果序，曬乾，搓出果實，除去雜質。

【性狀鑑別】本品呈腎形，略扁，長3～5mm，寬2～4mm，厚約1.5mm。

表面黑色、黑褐色或灰褐色，具細微網狀皺紋。頂端圓鈍，有一小突起，凹側有果梗痕。質硬。果皮薄，與種子不易分離；種子1枚，子葉2，黃白色，有油性。氣香，味辛、微苦。

【用法用量】煎服，5～15g。

【藥理作用】增強免疫、抗衰老、抗腫瘤及升高白細胞、促進骨生長、抗菌殺蟲、止血。

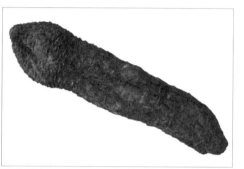

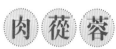

【別名】大芸、寸芸、蓯蓉、地精、查幹告亞。

【來源】本品為列當科植物肉蓯蓉 *Cistanche deserticola* Y.C. Ma 或管花肉蓯蓉 *Cistanche tubulosa*（Schenk）Wight 的乾燥帶鱗葉的肉質莖。春季苗剛出土時或秋季凍土之前採挖，除去莖尖，切段，曬乾。

【性狀鑒別】

肉蓯蓉：呈扁圓柱形，稍彎曲，長3～15cm，直徑2～8cm。表面棕褐色或灰棕色，密被覆瓦狀排列的肉質鱗葉，通常鱗葉先端已斷，體重，質硬，微有柔性，不易折斷，斷面棕褐色，有淡棕色點狀維管束，排列成波狀環紋。氣微，味甜、微苦。

管花肉蓯蓉：呈類紡錘形、扁紡錘形或扁柱形，稍彎曲，長5～25cm，直徑 2.5～9cm。表面棕褐色至黑褐色。斷面顆粒狀，灰棕色至灰褐色，散生點狀維管束。

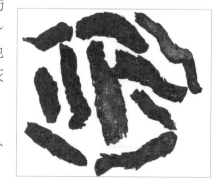

【用法用量】煎服，10～15g。

【藥理作用】通便、調整內分泌、增強免疫、抗衰老、抗氧化。

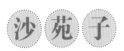

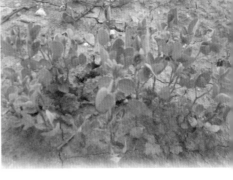

【別名】潼蒺藜、蔓黃薏、夏黃草、沙苑蒺藜。

【來源】本品為豆科植物扁莖黃薏 *Astragalus complanatus* R. Br. 的乾燥成熟種子。秋末冬初果實成熟尚未開裂時採割植株，曬乾，打下種子，除去雜質，曬乾。

【性狀鑑別】本品略呈腎形而稍扁，長 2～2.5mm，寬 1.5～2mm，厚約 1mm。表面光滑，褐綠色或灰褐色，邊緣一側微凹處具圓形種臍。質堅硬，不易破碎。子葉2，淡黃色，胚根彎曲，長約 1mm。氣微，味淡，嚼之有豆腥味。

【用法用量】煎服，10～20g。

【藥理作用】保肝、降壓、降脂及抗血小板聚集、抗炎鎮痛、增強免疫。

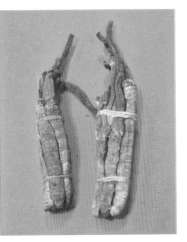

冬　蟲　夏　草

【別名】蟲草、冬蟲草、夏草冬蟲。

【來源】本品為麥角菌科真菌冬蟲夏草菌 *Cordyceps sinensis*（Berk.）Sacc.寄生在蝙蝠蛾科昆蟲幼蟲上的子座及幼蟲屍體的乾燥複合體。夏初子座出土、孢子未發散時挖取，曬至六七成乾，除去似纖維狀的附著物及雜質，曬乾或低溫乾燥。

【性狀鑑別】本品由蟲體與從蟲頭部長出的真菌子座相連而成。蟲體似蠶，長 3～5cm，直徑 0.3～0.8cm；表面深黃色至黃棕色，有環紋 20～30 個，近頭部的環

紋較細；頭部紅棕色，足8對，中部4對較明顯；質脆，易折斷，斷面略平坦，淡黃白色。子座細長圓柱形，長4～7cm，直徑約0.3cm；表面深棕色至棕褐色，有細縱皺紋，上部稍膨大；質柔韌，斷面類白色。氣微腥，味微苦。

【用法用量】煎服，5～15g。也可入丸、散。

【藥理作用】增強免疫、促進造血、抗菌，抗腫瘤、鎮靜、抗驚厥。

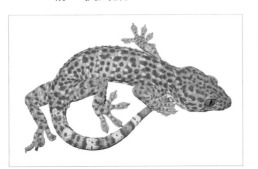

蛤　蚧

【別名】對蛤蚧、仙蟾。

【來源】本品為壁虎科動物蛤蚧 *Gekko gecko* Linnaeus 的乾燥體。全年均可捕捉，除去內臟，拭淨，用竹片撐開，使全體扁平順直，低溫乾燥。

【性狀鑒別】本品呈扁片狀，頭頸部及軀幹部長9～18cm，頭頸部約占1/3，腹背部寬6～11cm，尾長6～12cm。頭略呈扁三角狀，兩眼多凹陷成窟窿，口內有細齒，生於顎的邊緣，無異型大齒。吻部半圓形，吻鱗不切鼻孔，與鼻鱗相連，上鼻鱗左右各1片，上唇鱗12～14對，下唇鱗（包括頦鱗）21片。腹背部呈橢圓形，腹薄。背部呈灰黑色或銀灰色，有黃白色、灰綠色或橙紅色斑點散在或密集成不顯著的斑紋，脊椎骨和兩側肋骨突起。四足均具5趾；趾間僅具蹼跡，足趾底有吸盤。尾細而堅實，微現骨節，與背部顏色相同，有6～7個明顯的銀灰色環帶，有的再生尾較原生尾短，且銀灰色環帶不明顯。全身密被圓形或多角形微有光澤的細鱗，氣腥，味微鹹。

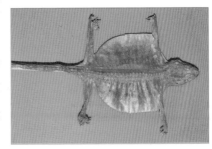

【性味歸經】鹹，平。歸肺、腎經。

【功能主治】補肺益腎，納氣定喘，助陽益精。用於肺腎不足，虛喘氣促，勞嗽咳血，陽痿，遺精。

【用法用量】煎服，5～10g；研末每次1～2g，日3次；浸酒服用1～2對。

【藥理作用】平喘、抗衰老、增強免疫、影響性器官；同時具有抗炎、抗腫瘤等作用。

【有效驗方】①**急、慢性氣管炎**：蛤蚧1對，海螵蛸250g。研成細粉，開水調白糖適量送服。②**小兒先天性心臟病、神昏、汗出氣短**：蛤蚧5g，人參6g，五味子3g。水煎服。③**虛勞咳嗽痰血，呼吸短促**：蛤蚧6g，北沙參10g，桑白皮10g，知母10g，杏仁10g。水煎服。④**咳嗽咯血**：蛤蚧1對，白及60g。研細粉，開水送服。⑤**治腎虛陽痿**：蛤蚧粉2g，補骨脂、淫羊藿、菟絲子、枸杞子各15g。煎湯兌服。

鎖　陽

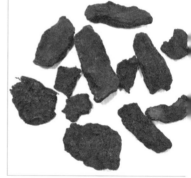

【別名】鏽鐵錘、地毛球、鎖燕。

【來源】本品為鎖陽科植物鎖陽 *Cynomorium songaricum* Rupr. 的乾燥肉質莖。春季採挖，除去花序，切段，曬乾。

【性狀鑑別】本品呈扁圓柱形，微彎曲，長5～15cm，直徑1.5～5cm。表面棕色或棕褐色，粗糙，具明顯縱溝及不規則凹陷，有的殘存三角形的黑棕色鱗片。體重，質硬，難折斷，斷面淺棕色或棕褐色，有黃色三角狀維管束。氣微，味甘而澀。

【用法用量】煎服，10～15g。

【藥理作用】增加腸蠕動、抗疲勞、抗氧化、糖皮質激素調節。

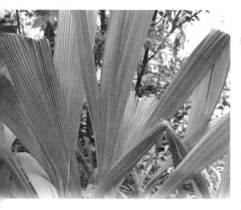

  仙　茅

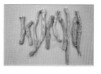

【別名】獨腳絲茅、山棕、地棕、千年棕、番龍草。

【來源】本品為石蒜科植物仙茅 *Curculigo orchioides* Gaertn. 的乾燥根莖。秋、冬二季採挖，除去根頭和鬚根，洗淨，乾燥。

【性狀鑑別】本品呈圓柱形，略彎曲，長3～10cm，直徑0.4～1.2cm。表面棕色至褐色，粗糙，有細孔狀的鬚根痕及橫皺紋。質硬而脆，易折斷，斷面不平坦，灰白色至棕褐色，近中心處色較深。氣微香，味微苦、辛。

【用法用量】煎服，5～15g。或酒浸服，亦入丸、散。

【藥理作用】影響生殖系統、抗骨質疏鬆、增強免疫、抗衰老、保肝、抗癌。

胡蘆巴

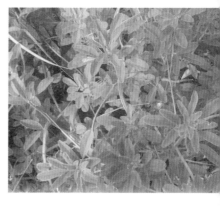

【別名】苦豆、香草。

【來源】本品為豆科植物胡蘆巴 *Trigonella foenumgraecum* L. 的乾燥成熟種子。夏季果實成熟時採割植株，曬乾，打下種子，除去雜質。

【性狀鑑別】本品略呈斜方形或矩形，長3～4mm，寬2～3mm，厚約2mm。表面黃綠色或黃棕色，平滑，兩側各具一深斜溝，相交處有點狀種臍。質堅硬，不易破碎。種皮薄，胚乳呈半透明狀，具黏性；子葉2，淡黃色，胚根彎曲，肥大而長。氣香，味微苦。

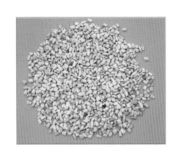

【性味歸經】苦，溫。歸腎經。

【功能主治】溫腎助陽，祛寒止痛。用於腎陽不足，下元虛冷，小腹冷痛，寒疝腹痛，寒濕腳氣。

【用法用量】煎服，3～10g；或入丸、散。

【藥理作用】降血糖、降血脂、降血壓及強心、抗生育，同時還具有抗腫瘤、興奮平滑肌等作用。

【有效驗方】①治疝氣：胡蘆巴、桃仁各等分。酒調服。②治偏墜腫痛或小腸疝氣、下元虛冷者：胡蘆巴、小茴香各60g，沉香、木香各15g。紅麴和酒打糊丸，白湯下。③治脾胃虛寒，洞泄不止：胡蘆巴120g，補骨脂90g，白朮60g，人參30g。飴糖為丸，湯酒任下。④治乳岩、乳癰：胡蘆巴9g；酒煎服，渣敷之。⑤治腎虛精冷自遺：胡蘆巴120g，枸杞子90g，配六味地黃丸。每早服15g，淡鹽湯下。

當　歸

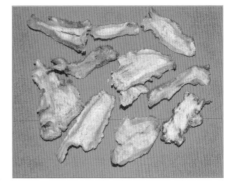

【別名】秦歸、雲歸、西當歸、岷當歸。

【來源】本品為傘形科植物當歸 *Angelica sinensis*（Oliv.）Diels 的乾燥根。秋末採挖，除去鬚根及泥沙，待水分稍蒸發後，捆成小把，上棚，用煙火慢慢薰乾。

【性狀鑑別】本品略呈圓柱形，下部有支根3～5條或更多，長15～25 cm。表面黃棕色至棕褐色，具縱皺紋及橫長皮孔樣突起。根頭（歸頭）直徑1.5～4cm，具環紋，上端圓鈍，或具數個明顯突出的根莖痕，有紫色或黃綠色的莖和葉鞘的殘基；主根（歸身）表面凹凸不平；支根（歸尾）直徑0.3～

1cm，上粗下細，多扭曲，有少數鬚根痕。質柔韌，斷面黃白色或淡黃棕色，皮部厚，有裂隙及多數棕色點狀分泌腔，木部色較淡，形成層環黃棕色。有濃郁的香氣，味甘、辛、微苦。

柴性大、乾枯無油或斷面呈綠褐色者不可供藥用。

【用法用量】煎服，5～15g。

【藥理作用】增強免疫、護肝利膽、降血脂、降血糖、抗菌鎮痛。

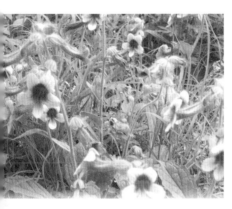

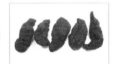

熟地黃

【別名】熟地。

【來源】本品為生地黃的炮製加工品。

【性狀鑑別】本品為不規則的塊片、碎塊，大小、厚薄不一。表面烏黑色，有光澤，黏性大。質柔軟而帶韌性，不易折斷，斷面烏黑色，有光澤。氣微，味甜。

【用法用量】煎服，10～30g。

【藥理作用】抗血栓、增強免疫、增強記憶功能、抗腫瘤。

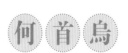

何首烏

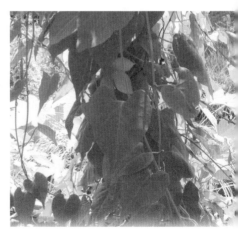

【別名】首烏、赤首烏、鐵秤砣、紅內消。

【來源】本品為蓼科植物何首烏 *Polygonum multiflorum* Thunb. 的乾燥塊根。秋、冬二季葉枯萎時採挖，削去兩端，洗淨，個大的切成塊，乾燥。

【性狀鑒別】本品呈團塊狀或不規則紡錘形，長6～15cm，直徑4～12cm。表面紅棕色或紅褐色，皺縮不平，有淺溝，並有橫長皮孔及細根痕。體重，質堅實，不易折斷，斷面淺黃棕色或淺紅棕色，顯粉性，皮部有4～11個類圓形異型維管束環列，形成雲錦狀花紋，中央木部較大，有的呈木心。氣微，味微苦而甘澀。

【用法用量】煎服，10～30g。

【藥理作用】抗衰老、保肝、增強免疫、抗血脂及動脈粥樣硬化、抗腫瘤、抗菌。

白 芍

【別名】芍藥。

【來源】本品為毛茛科植物芍藥 *Paeonia lactiflora* Pall. 的乾燥根。夏、秋二季採挖，洗淨，除去頭尾及細根，置沸水中煮後除去外皮或去皮後再煮，曬乾。

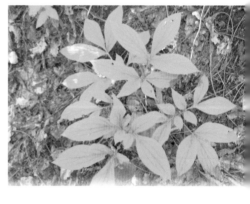

【性狀鑒別】本品呈圓柱形，平直或稍彎曲，兩端平截，長5～18cm，直徑1～2.5cm。表面類白色或淡棕紅色，光潔或有縱皺紋及細根痕，偶有殘存的棕褐色外皮。質堅實，不易折斷，斷面較平坦，類白色或微帶棕紅色，形成層環明顯，射線放射狀。氣微，味微苦、酸。

【用法用量】煎服，5～15g；大劑量15～30g。

【藥理作用】抗炎、免疫調節、鎮靜、鎮痛、抗驚厥、抗病毒、護肝、護腎。

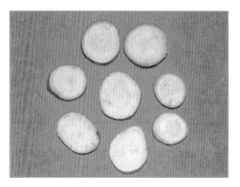

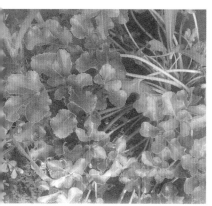

北沙參

【別名】萊陽沙參、海沙參、遼沙參、條沙參。

【來源】本品為傘形科植物珊瑚菜 *Glehnia littoralis* Fr. Schmidt ex Miq. 的乾燥根。夏、秋二季採挖，除去鬚根，洗淨，稍晾，置沸水中燙後，除去外皮，乾燥。或洗淨直接乾燥。

【性狀鑑別】本品呈細長圓柱形，偶有分枝，長 15～45cm，直徑 0.4～1.2cm。表面淡黃白色，略粗糙，偶有殘存外皮，不去外皮的表面黃棕色。全體有細縱皺紋及縱溝，並

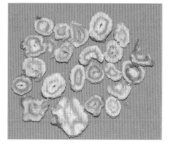

有棕黃色點狀細根痕；頂端常留有黃棕色根莖殘基；上端稍細，中部略粗，下部漸細。質脆，易折斷，斷面皮部淺黃白色，木部黃色。氣特異，味微甘。

【用法用量】煎服，4.5～9g。

【藥理作用】增強免疫、解熱、鎮痛、袪痰、抗氧化、抗突變。

麥冬

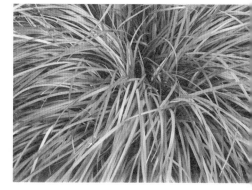

【別名】麥門冬、沿階草。

【來源】本品為百合科植物麥冬 *Ophiopogon japonicus*（L.f）Ker-Gawl. 的乾燥塊根。夏季採挖，洗淨，反覆暴曬、堆置，至

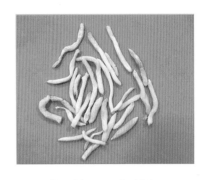

七八成乾，除去鬚根，乾燥。

【性狀鑑別】本品呈紡錘形，兩端略尖，長1.5～3cm，直徑0.3～0.6cm。表面黃白色或淡黃色，有細縱紋。質柔韌，斷面黃白色，半透明，中柱細小。氣微香，味甘、微苦。

【用法用量】煎服，6～12g。

【藥理作用】鎮靜、催眠、抗驚厥、增強免疫、抗菌、耐缺氧、耐應激。

【別名】天門冬、明天冬、天冬草、絲冬。

【來源】本品為百合科植物天冬 *Asparagus cochinchinensis* (Lour.) Merr. 的乾燥塊根。秋、冬二季採挖，洗淨，除去莖基和鬚根，置沸水中煮或蒸至透心，趁熱除去外皮，洗淨，乾燥。

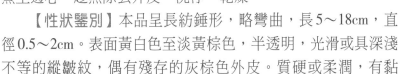

【性狀鑑別】本品呈長紡錘形，略彎曲，長5～18cm，直徑0.5～2cm。表面黃白色至淡黃棕色，半透明，光滑或具深淺不等的縱皺紋，偶有殘存的灰棕色外皮。質硬或柔潤，有黏性，斷面角質樣，中柱黃白色。氣微，味甜、微苦。

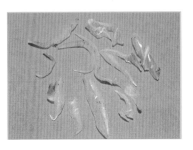

【用法用量】煎服，6～12g。

【藥理作用】抗菌、抗腫瘤、抗衰老；同時具有祛痰、鎮咳、平喘等作用。

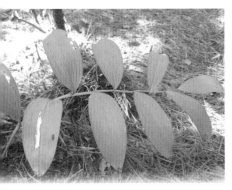

玉 竹

【別名】玉參、尾參、鈴當菜、小筆管菜、甜草根、靠山竹。

【來源】本品為百合科植物玉竹 *Polygonatum odoratum*（Mill.）Druce 的乾燥根莖。秋季採挖，除去鬚根，洗淨，曬至柔軟後，反覆揉搓、晾曬至無硬心，曬乾；或蒸透後，揉至半透明，曬乾。

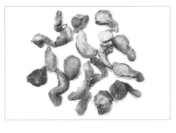

【性狀鑑別】本品呈長圓柱形，略扁，少有分枝，長4～18cm，直徑0.3～1.6cm。表面黃白色或淡黃棕色，半透明，具縱皺紋及微隆起的環節，有白色圓點狀的鬚根痕和圓盤狀莖痕。質硬而脆或稍軟，易折斷，斷面角質樣或顯顆粒性。氣微，味甘，嚼之發黏。

【用法用量】煎服，6～12g。

【藥理作用】強心、抗菌、抗腫瘤、抗氧化、抗衰老、增強免疫。

石 斛

【別名】吊蘭。

【來源】本品為蘭科植物金釵石斛 *Dendrobium nobile* Lindl.、鼓槌石斛 *Dendrobium chrysotoxum* Lindl.或流蘇石斛 *Dendrobium fimbriatum* Hook.的栽培品及其同屬植

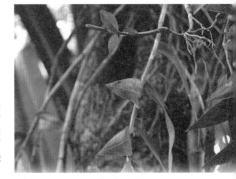

鼓槌石斛
Dendrobium chrysotoxum Lindl.

物近似種的新鮮或乾燥莖。全年均可採收，鮮用者除去根和泥沙；乾用者採收後，除去雜質，用開水略燙或烘軟，再邊搓邊烘曬，至葉鞘搓淨，乾燥。

【性狀鑒別】

鮮石斛：呈圓柱形或扁圓柱形，長約 30cm，直徑 0.4～1.2cm。表面黃綠色，光滑或有縱紋，節明顯，色較深，節上有膜質葉鞘。肉質多汁，易折斷。氣微，味微苦而回甜，嚼之有黏性。

金釵石斛：呈扁圓柱形，長 20～40cm，直徑 0.4～0.6cm，節間長 2.5～3cm。表面金黃色或黃中帶綠色，有深縱溝。質硬而脆，斷面較平坦而疏鬆。氣微，味苦。

鼓槌石斛：呈粗紡錘形，中部直徑 1～3cm，具 3～7節。表面光滑，金黃色，有明顯凸起的棱。質輕而鬆脆，斷面海綿狀。氣微，味淡，嚼之有黏性。

流蘇石斛等：呈長圓柱形，長 20～150cm，直徑 0.4～1.2cm，節明顯，節間長 2～6cm。表面黃色至暗黃色，有深縱槽。質疏鬆，斷面平坦或呈纖維性。味淡或微苦，嚼之有黏性。

【性味歸經】甘，微寒。歸胃、腎經。

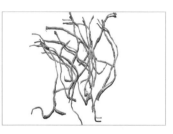

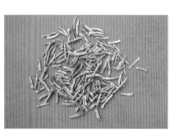

【功能主治】益胃生津，滋陰清熱。用於熱病津傷，口乾煩渴，胃陰不足，食少乾嘔，病後虛熱不退，陰虛火旺，蒸骨勞熱，目暗不明，筋骨痿軟。

【用法用量】煎服，6～12g；鮮品可用 15～30g。

【藥理作用】解熱、降血糖、抗衰老和增強免疫、抗腫瘤；同時具有擴血管、影響消化系統和血液系統等作用。

【有效驗方】①百日咳，肺炎：鮮石仙桃 100g，鮮石斛 60g。水煎沖白糖服。

②閉經：瓜蔞30g，石斛9g。水煎服。③治眼目畫視精明，暮夜昏暗，視不見物，名曰雀目：石斛、仙靈脾各50g，蒼朮25g。米飲調服。④治痿症：金釵石斛50g，玄參10g。水煎服。

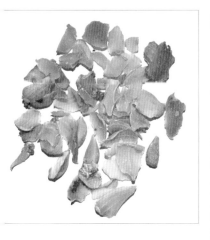

百 合

【別名】野百合、喇叭筒、山百合、藥百合、家百合。

【來源】本品為百合科植物捲丹 *Lilium lancifolium* Thunb.、百合 *Lilium brownii* F. E. Brown var. *viridulum* Baker 或細葉百合 *Lilium pumilum* DC. 的乾燥肉質鱗葉。秋季採挖，洗淨，剝取鱗葉，置沸水中略燙，乾燥。

【性狀鑑別】本品呈長橢圓形，長2～5cm，寬1～2cm，中部厚1.3～4mm。表面類白色、淡棕黃色或微帶紫色，有數條縱直平行的白色維管束。頂端稍尖，基部較寬，邊緣薄，微波狀，略向內彎曲。質硬而脆，斷面較平坦，角質樣。氣微，味微苦。

【用法用量】煎服，6～12g。蜜炙增加潤肺作用。

【藥理作用】鎮咳、祛痰、平喘、鎮靜、催眠、抗過敏、降血糖、抗疲勞、耐缺氧、抗氧化。

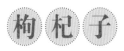

【別名】苟起子、枸杞紅實、甜菜子、枸杞果、紅耳墜、血枸子、枸杞豆、血杞子。

【來源】本品為茄科植物寧夏枸杞 *Lycium barbarum* L.的乾燥成熟

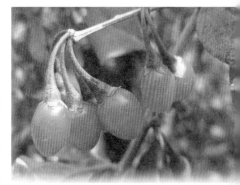

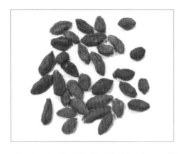

果實。夏、秋二季果實呈紅色時採收，熱風烘乾，除去果梗，或晾至皮皺後，曬乾，除去果梗。

【性狀鑑別】本品呈類紡錘形或橢圓形，長6～20mm，直徑3～10mm。表面紅色或暗紅色，頂端有小突起狀的花柱痕，基部有白色的果梗痕。果皮柔韌，皺縮；果肉肉質，柔潤。種子20～50粒，類腎形，扁而翹，長1.5～1.9mm，寬1～1.7mm，表面淺黃色或棕黃色。氣微，味甜。

【用法用量】煎服，6～12g。

【藥理作用】降血糖、降血脂、保肝、抗氧化、抗衰老、增強免疫、影響造血系統。

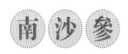

【別名】沙參、泡參、泡沙參。

【來源】本品為桔梗科植物輪葉沙參 *Adenophora tetraphylla*（Thunb.） Fisch. 或沙參 *Adenophora stricta* Miq. 的乾燥根。春、秋二季採挖，除去鬚根，洗後趁鮮刮去粗皮，洗淨，乾燥。

【性狀鑑別】

本品呈圓錐形或圓柱形，略彎曲，長7～27cm，直徑0.8～3cm。表面黃白色或淡棕黃色，凹陷處常有殘留粗皮，上部多有

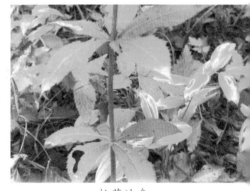

輪葉沙參
Adenophora tetraphylla（Thunb.） Fisch.

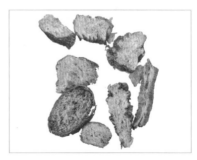

深陷橫紋，呈斷續的環狀，下部有縱紋及縱溝。頂端具1或2個根莖。體輕，質鬆泡，易折斷，斷面不平坦，黃白色，多裂隙。氣微，味微甘。

【性味歸經】甘，微寒。歸肺、胃經。

【功能主治】養陰清肺，益胃生津，化痰，益氣。用於肺熱燥咳，陰虛勞嗽，乾咳痰黏，胃陰不足，食少嘔吐，氣陰不足，煩熱口乾。

【用法用量】煎服，9～15g。

【藥理作用】增強免疫、強心、抗輻射、增強記憶、抗衰老、祛痰；同時具有影響血液系統、清除自由基等作用。

【有效驗方】①治急、慢性支氣管炎：南沙參15g，枇杷葉15g。水煎服。②治肺結核咳嗽痰中帶血，虛火牙痛，咽痛：沙參30g，雞蛋2個，白糖適量。加水同煮，飲湯食蛋。③治產後關節痛：輪葉沙參30g，酒炒蠶豆45g，紅糖酌量。頓服。④治失血後脈微，手足厥冷之症：杏葉沙參，濃煎頻頻而少少飲服。

黃　精

【別名】老虎薑。

【來源】本品為百合科植物滇黃精 *Polygonatum kingianum* Coll. et Hemsl.、黃精 *Polygonatum sibiricum* Red.或多花黃精 *Polygonatum cyrtonema* Hua 的乾燥根莖。按形狀不同，習稱「大黃精」、「雞頭黃精」或「薑形黃精」。春、秋二季採挖，除去鬚根，洗淨，置沸水中略燙或蒸至透心，乾燥。

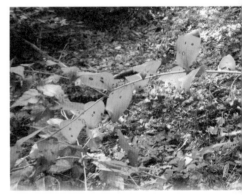

多花黃精
Polygonatum cyrtonema Hua

【性狀鑑別】

大黃精：呈肥厚肉質的結節塊狀，結節長可達10cm以上，寬3～6cm，厚2～3cm。表面淡黃色至黃棕色，具環節，有皺紋及鬚根痕，結節上側莖痕呈圓盤狀，圓周凹入，中部突出。質硬而韌，不易折斷，斷面角質，淡黃色至黃棕色。氣微，味甜，嚼之有黏性。

雞頭黃精：呈結節狀彎柱形，長3～10cm，直徑0.5～1.5cm。結節長2～4 cm，略呈圓錐形，常有分枝。表面黃白色或灰黃色，半透明，有縱皺紋，莖痕圓形，直徑5～8mm。

薑形黃精：呈長條結節塊狀，長短不等，常數個塊狀結節相連。表面灰黃色或黃褐色，粗糙，結節上側有突出的圓盤狀莖痕，直徑0.8～1.5cm。

味苦者不可藥用。

【性味歸經】甘，平。歸脾、肺、腎經。

【功能主治】補氣養陰，健脾，潤肺，益腎。用於脾胃氣虛，體倦乏力，胃陰不足，口乾食少，肺虛燥咳，勞嗽咳血，精血不足，腰膝酸軟，鬚髮早白，內熱消渴。

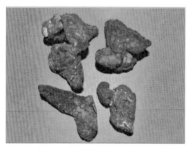

【用法用量】煎服，9～15g。

【藥理作用】影響心血管系統、增強免疫、降血脂、降血糖、抗菌、抗衰老；同時具有腦保護、抗病毒等作用。

【有效驗方】①**腎虛腰痛**：黃精15g，杜仲15g，伸筋草15g。水煎服。②**肺虛咳嗽**：黃精20g，百合20g，陳皮3g。水煎服。③**頸淋巴結核**：鮮黃精100g，鮮夏枯草200g。水煎，濃縮成膏，貼於患處。④**低血壓症**：黃精30g，黨參30g，炙甘草10g。水煎服。

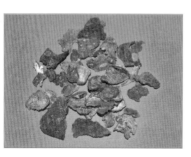

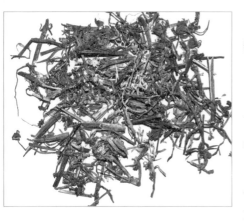

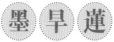

墨旱蓮

【別名】旱蓮草、水旱蓮、蓮子草、墨斗草、墨菜、黑墨草、墨水草、烏心草。

【來源】本品為菊科植物鱧腸 *Eclipta prostrata* L. 的乾燥地上部分。花開時採割，曬乾。

【性狀鑒別】本品全體被白色茸毛。莖呈圓柱形，有縱棱，直徑2～5mm；表面綠褐色或墨綠色。葉對生，近無柄，葉片皺縮捲曲或破碎，完整者展平後呈長披針形，全緣或具淺齒，墨綠色。頭狀花序直徑2～6mm。瘦果橢圓形而扁，長2～3mm，棕色或淺褐色。氣微，味微鹹。

【用法用量】煎服，6～12g。

【藥理作用】保肝、調節免疫、止血、抗菌、抗炎。

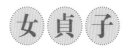

女貞子

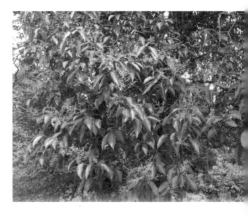

【別名】爆格蚤、冬青子。

【來源】本品為木犀科植物女貞 *Ligustrum lucidum* Ait.的乾燥成熟果實。冬季果實成熟時採收，除去枝葉，稍蒸或置沸水中略燙後，乾燥；或直接乾燥。

【性狀鑒別】本品呈卵形、橢圓形或腎形，長6～8.5mm，直徑3.5～5.5mm。表面黑紫色或灰黑色，皺縮不平，基部有果梗痕或具宿萼及短梗。體輕。外果皮薄，中果皮較鬆軟，易剝離，內果皮木質，黃棕色，具縱

棱，破開後種子通常為1粒，腎形，紫黑色，油性。氣微，味甘、微苦澀。

【用法用量】煎服，6～12g。因主要成分齊墩果酸不易溶於水，故以入丸劑為佳，本品以黃酒拌後蒸製，可增強滋補肝腎作用，並使苦寒之性減弱，避免滑腸。

【藥理作用】調節免疫、抗炎、降血糖、降血脂、抗癌、升高白細胞、抗血小板聚集、促進造血機能、保肝、抗衰老。

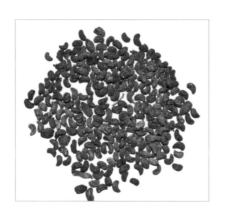

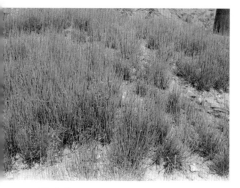

草麻黃 *Ephedra sinica* Stapf

麻黃根

【別名】苦椿菜。

【來源】本品為麻黃科植物草麻黃 *Ephedra sinica* Stapf 或中麻黃 *Ephedra intermedia* Schrenk et C. A. Mey. 的乾燥根及根莖。秋末採挖，除去殘莖、鬚根和泥沙，乾燥。

【性狀鑑別】本品呈圓柱形，略彎曲，長8～25cm，直徑0.5～1.5cm。表面紅棕色或灰棕色，有縱皺紋及支根痕。外皮粗糙，易成片狀剝落。根莖具節，節間長0.7～2cm，表面有橫長突起的皮孔。體輕，質硬而脆，斷面皮部黃白色，木部淡黃色或黃色，射線放射狀，中心有髓。氣微，味微苦。

【性味歸經】甘、澀，平。歸心、肺經。

【功能主治】固表止汗。用於自汗，盜汗。

【用法用量】煎服，3～9g。外用適量。有表邪者忌用。

【藥理作用】降血壓、止汗。

【有效驗方】①自汗，盜汗：麻黃根10g，浮小麥12g，牡蠣15g。水煎服。②治虛汗無度：麻黃根、黃蓍各等分；浮麥湯下。③治產後虛汗不止：當歸30g，麻黃根60g，黃蓍30g。水煎溫服。④治腳汗：麻黃根30g，牡蠣30g，烏洛托品15g，滑石粉25g。共研末，撒腳上。⑤諸虛不足，津液不固：黃蓍、麻黃根、牡蠣（米泔浸，火燒通赤）各30g。為末，每服9g，水適量，小麥百餘粒，同煎至八分，去渣熱服，1日2次。

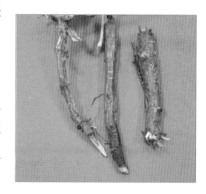

五 味 子

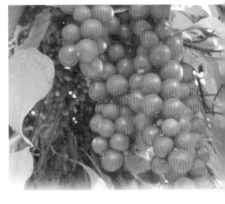

【別名】北五味子、遼五味子。

【來源】本品為木蘭科植物五味子 *Schisandra chinensis*（Turcz.）Baill. 的乾燥成熟果實。習稱「北五味子」。秋季果實成熟時採摘，曬乾或蒸後曬乾，除去果梗及雜質。

【性狀鑑別】呈不規則的球形或扁球形，直徑5～8mm。表面紅色、紫紅色或暗紅色，皺縮，顯油潤，有的表面呈黑紅色或出現「白霜」。果肉柔軟，種子1～2，腎形，表面棕黃色，有光澤，種皮薄而脆。果肉氣微，味酸；種子破碎後有香氣，味辛、微苦。

【用法用量】煎服，3～6g；研末服，1～3g。

【藥理作用】保肝、興奮子宮、抗菌、抗衰老、抗腫瘤、影響代謝。

烏 梅

【別名】酸梅、黃仔、合漢梅、幹枝梅。

【來源】本品為薔薇科植物梅 *Prunus mume*（Sieh.）Sieb. et Zucc. 的乾燥近成熟果實。夏季果實近成熟時採收，低溫烘乾後悶至色變黑。

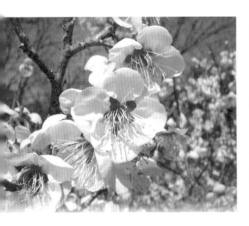

【性狀鑑別】本品呈類球形或扁球形，直徑1.5～3cm。表面烏黑色或棕黑色，皺縮不平，基部有圓形果梗痕。果核堅

硬，橢圓形，棕黃色，表面有凹點；種子扁卵形，淡黃色。氣微，味極酸。

【用法用量】煎服，3～10g，大劑量可用至30g。外用適量，搗爛或炒炭研末外敷。止瀉止血宜炒炭用。

【藥理作用】驅蛔、抗菌、抗過敏、抗腫瘤、抗氧化、解毒。

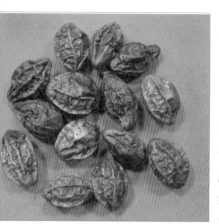

【別名】訶黎勒。

【來源】本品為使君子科植物訶子 *Terminalia chebula* Retz. 或絨毛訶子 *Terminalia chebula* Retz. var. tomentella Kurt. 的乾燥成熟果實。秋、冬二季果實成熟時採收，除去雜質，曬乾。

【性狀鑑別】本品為長圓形或卵圓形，長2～4cm，直徑2～2.5cm。表面黃棕色或暗棕色，略具光澤，有5～6條縱棱線和不規則的皺紋，基部有圓形果梗痕。質堅實。果肉厚0.2～0.4cm，黃棕色或黃褐色。果核長1.5～2.5cm，直徑1～1.5cm，淺黃色，粗糙，堅硬。種子狹長紡錘形，長約1cm，直徑0.2～0.4cm，種皮黃棕色，子葉2，白色，相互重疊捲旋。氣微，味酸澀後甜。

【用法用量】煎服，3～10g。澀腸止瀉宜煨用，斂肺清熱、利咽開音宜生用。

【藥理作用】抗菌、抗病毒、強心、抗動脈粥樣硬化及抗心絞痛、抗腫瘤、護肝、解痙。

肉豆蔻

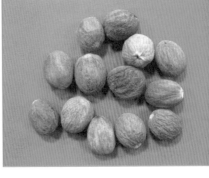

【別名】肉果、玉果、頂頭肉。

【來源】本品為肉豆蔻科植物肉豆蔻 *Myristica fragrans* Houtt. 的乾燥種仁。

【性狀鑒別】本品呈卵圓形或橢圓形，長 2～3cm，直徑 1.5～2.5cm。表面灰棕色或灰黃色，有時外被白粉（石灰粉末）。全體有淺色縱行溝紋及不規則網狀溝紋。種臍位於寬端，呈淺色圓形突起，合點呈暗凹陷。種脊呈縱溝狀，連接兩端。質堅，斷面顯棕黃色相雜的大理石花紋，寬端可見乾燥皺縮的胚，富油性。氣香濃烈，味辛。

【用法用量】煎服，3～9g；入丸、散服，每次 0.5～1g。內服須煨熟去油用。

【藥理作用】止瀉、抗炎、鎮痛、鎮靜催眠、抗菌、抗血小板聚集、護肝、麻醉。

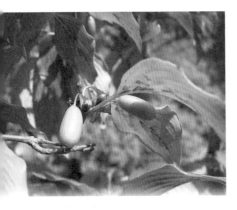

山茱萸

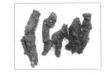

【別名】山萸肉、山芋肉、山于肉。

【來源】本品為山茱萸科植物山茱萸 *Cornus officinalis* Sieb. et Zucc. 的乾燥成熟果肉。秋末冬初果皮變紅時採收果實，用文火烘或置沸水中略燙後，及時除去果核，乾燥。

【性狀鑒別】本品呈不規則的片狀或囊狀，長 1～1.5cm，寬 0.5～1cm。表面紫紅色至紫黑色，皺縮，有光澤。頂端有的有圓

形宿萼痕，基部有果梗痕。質柔軟。氣微，味酸、澀、微苦。

【用法用量】煎服，5～10g，急救固脫20～30g。

【藥理作用】抗衰老、抗氧化、增強免疫、抗心律失常、降血糖、降血脂、抗炎、抗休克、保肝。

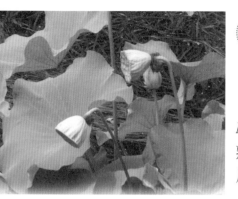

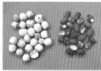

【別名】蓮肉、蓮米。

【來源】本品為睡蓮科植物蓮 *Nelumbo nucifera* Gaertn. 的乾燥成熟種子。秋季果實成熟時採割蓮房，取出果實，除去果皮，乾燥。

【性狀鑑別】本品略呈橢圓形或類球形，長1.2～1.8cm，直徑0.8～1.4cm。表面淺黃棕色至紅棕色，有細縱紋和較寬的脈紋。一端中心呈乳頭狀突起，深棕色，多有裂口，其周邊略下陷。質硬，種皮薄，不易剝離。子葉2，黃白色，肥厚，中有空隙，具綠色蓮子心。無臭，味甘、微澀；蓮子心味苦。

【用法用量】煎服，10～15g。去心打碎用。

【藥理作用】抗衰老、抗癌、增強免疫。

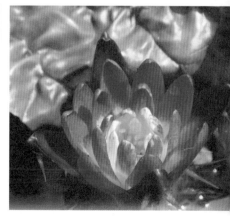

【別名】雞頭米、雞頭。

【來源】本品為睡蓮科植物芡 *Euryale ferox* Salisb. 的乾燥成熟種仁。秋末冬初採收成熟果實，除去果皮，取出種子，洗淨，再除去硬殼（外種皮），曬乾。

【性狀鑑別】本品呈類球形，多為破粒，完整者直徑5～8mm。表面有棕紅色內種皮，一端黃白色，約占全體的1/3，有凹點狀的種臍痕，除去內種皮顯白色。質較硬，斷面白色，粉性。氣微，味淡。

【用法用量】煎服，10～15g。

【藥理作用】改善腎功能。

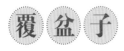

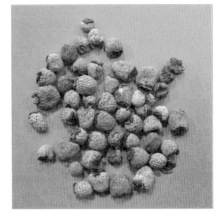

【別名】懸鉤子、覆盆莓、烏藨子、大蛇鳳、攀美頭。

【來源】本品為薔薇科植物華東覆盆子 *Rubus chingii* Hu 的乾燥果實。夏初果實由綠變綠黃時採收，除去梗、葉，置沸水中略燙或略蒸，取出，乾燥。

【性狀鑑別】本品為聚合果，由多數小核果聚合而成，呈圓錐形或扁圓錐形，高0.6～1.3cm，直徑0.5～1.2cm。表面黃綠色或淡棕色，頂端鈍圓，基部中心凹入。宿萼棕褐色，下有果梗痕。小果易剝落，每個小果呈半月形，背面密被灰白色茸毛，兩側有明顯的網紋，腹部有突起的棱線。體輕，質硬。氣微，味微酸澀。

【用法用量】煎服，5～10g。

【藥理作用】抗衰老、抗HBV病毒、增強免疫、抗菌、調節性腺軸。

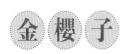

【別名】糖罐子、刺頭、倒掛金鉤、黃茶瓶。

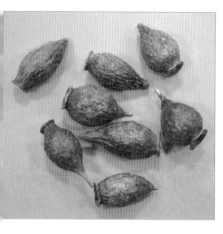

【來源】本品為薔薇科植物金櫻子 *Rosa laevigata* Michx. 的乾燥成熟果實。10—11月果實成熟變紅時採收，乾燥，除去毛刺。

【性狀鑑別】本品為花托發育而成的假果，呈倒卵形，長2～3.5cm，直徑1～2cm。表面紅黃色或紅棕色，有突起的棕色小點，係毛刺脫落後的殘基。頂端有盤狀花萼殘基，中央有黃色柱基，下部漸尖。質硬。切開後，花托壁厚1～2mm，內有多數堅硬的小瘦果，內壁及瘦果均有淡黃色絨毛。氣微，味甘、微澀。

【性味歸經】酸、甘、澀，平。歸腎、膀胱、大腸經。

【功能主治】固精縮尿，固崩止帶，澀腸止瀉。用於遺精滑精，遺尿尿頻，崩漏帶下，久瀉久痢。

【用法用量】煎服，6～12g。

【藥理作用】抗菌、抗病毒、降糖、降脂及抗動脈粥樣硬化、收斂、止瀉、縮尿、調節免疫；同時具有抑制平滑肌、抗氧化等作用。

【有效驗方】①**婦女子宮脫垂**：金櫻子30g，黃耆30g，當歸10g，升麻6g。水煎服。②**婦女腎虛白帶**：金櫻子10g，山藥15g，桑螵蛸10g，白果5個。水煎服。③**子宮下垂**：金櫻子、錦雞兒各30g。水煎服。④**眩暈**：黑芝麻20g，胡桃肉20g，枸杞子30g，金櫻子30g。研細末，與雞同蒸加冰糖服。

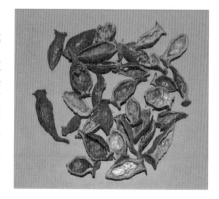

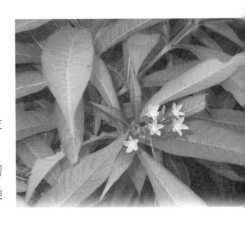

常　山

【別名】黃常山、雞骨常山、雞骨風、風骨木、白常山、大金刀。

【來源】本品為虎耳草科植物常山 *Dichroa febrifuga* Lour. 的乾燥根。秋季採挖，除去鬚根，洗淨，曬乾。

【性狀鑒別】本品呈圓柱形，常彎曲扭轉，或有分枝，長9～15cm，直徑0.5～2cm。表面棕黃色，具細縱紋，外皮易剝落，剝落處露出淡黃色木部。質堅硬，不易折斷，折斷時有粉塵飛揚；橫切面黃白色，射線類白色，呈放射狀。氣微，味苦。

【性味歸經】苦、辛，寒；有毒。歸肺、肝、心經。

【功能主治】湧吐痰涎，截瘧。用於痰飲停聚，胸膈痞塞，瘧疾。

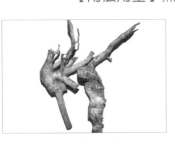

【用法用量】煎服，4.5～9g；入丸、散酌減。湧吐可生用，截瘧宜酒製用。治瘧宜在病發作前半天或2h服用，並配伍陳皮、半夏等減輕其致吐的副作用。

【藥理作用】催吐、抗瘧、解熱、降壓；同時具有抗阿米巴原蟲等作用。

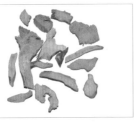

【有效驗方】①治瘧疾：常山6g，檳榔6g，丁香1.5g，生薑2片。水煎服。②治一切寒熱瘧疾：人參15g，常山、茯苓、甘草、肉桂各30g。無灰酒冷調下。③治胸中多痰，頭痛不欲食及飲酒：常山120g，甘草15g。水煎服。

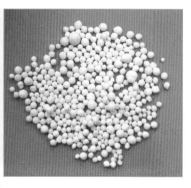

【別名】硫磺、黃牙、天生黃。

【來源】本品為自然元素類礦物硫族自然硫，採挖後，加熱熔化，除去雜質；或用含硫礦物經加工製得。

【性狀鑒別】本品呈不規則塊狀。黃色或略呈綠黃色。表面不平坦，呈脂肪光澤，常有多數小孔。用手握緊置於耳旁，可聞輕微的爆裂聲。體輕，質鬆，易碎，斷面常呈針狀結晶形。有特異的臭氣，味淡。

【用法用量】外用適量，研末油調塗敷患處。內服1.5～3g，炮製後入丸、散服。

【藥理作用】殺滅疥蟲、殺菌、鎮咳祛痰、抗炎、鎮靜、緩瀉、溶解角質。

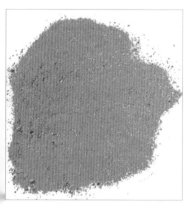

【別名】明雄黃、黃金石、石黃。

【來源】本品為硫化物類礦物雄黃族雄黃，主含二硫化二砷（As_2S_2）。採挖後，除去雜質。

【性狀鑒別】本品為塊狀或粒狀集合體，呈不規則塊狀。深紅色或橙紅色，條痕淡橘紅色，晶面有金剛石樣光澤。質脆，易碎，斷面具樹脂樣光澤。微有特異的臭氣，味淡。精礦粉為粉末狀或粉末集合體，質鬆脆，手捏即成粉，橙黃色，無光澤。

【用法用量】外用適量，研末敷，香油調搽或煙熏。內服0.05～0.1g，入丸、散用。

【藥理作用】抗菌、抗寄生蟲、抗腫瘤。

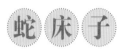

蛇 床 子

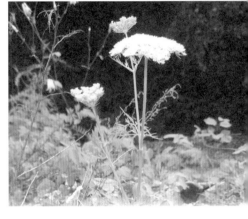

【別名】野茴香、野胡蘿蔔
子、蛇米、蛇栗。

【來源】本品為傘形科植物
蛇 床 *Cnidium monnieri*（L.）
Cuss.的乾燥成熟果實。夏、秋二
季果實成熟時採收，除去雜質，
曬乾。

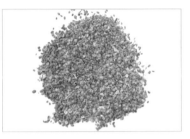

【性狀鑒別】本品為雙懸
果，呈橢圓形，長2～4mm，直
徑約2mm。表面灰黃色或灰褐
色，頂端有2枚向外彎曲的柱
基，基部偶有細梗。分果的背面
有薄而突起的縱棱5條，接合面
平坦，有2條棕色略突起的縱棱線。果皮鬆脆，揉搓易脫落。
種子細小，灰棕色，顯油性。氣香，味辛涼，有麻舌感。

【用法用量】外用適量，多煎湯薰洗或研末調敷。內服3～
9g。

【藥理作用】抗微生物及寄生蟲、抗心律失常、抑制心
臟、擴張血管、鎮靜、鎮痛。

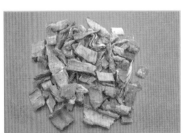

土 荊 皮

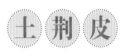

【別名】土槿皮、荊樹皮、金錢松
皮。

【來源】本品為松科植物金錢松

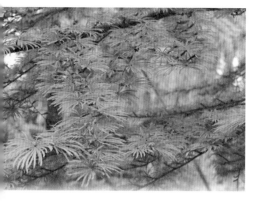

Pseudolarix amabilis（Nelson）Rehd. 的乾燥根皮或近根樹皮。夏季剝取，曬乾。

【性狀鑑別】

　　根皮：呈不規則的長條狀，扭曲而稍捲，大小不一，厚2～5mm。外表面灰黃色，粗糙，有皺紋和灰白色橫向皮孔樣突起，粗皮常呈鱗片狀剝落，剝落處紅棕色；內表面黃棕色至紅棕色，平坦，有細緻的縱向紋理。質韌，折斷面呈裂片狀，可層層剝離。氣微，味苦而澀。

　　樹皮：呈板片狀，厚約至8mm，粗皮較厚。外表面龜裂狀，內表面較粗糙。

【用法用量】外用適量，醋或酒浸塗搽，或研末調塗患處。

【藥理作用】抗真菌、抗癌、抗真菌、止血。

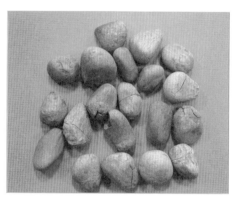

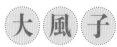
大 風 子

【別名】麻風子。

【來源】大風子科大風子屬植物大風子 *Hydnocarpus anthelminticus Pierre* ex Laness. 及海南大風子 H. *hainanensis*（Merr.）Sleum. 的種子。夏季採成熟果實，取其種子洗淨，曬乾。

【性狀鑑別】乾燥的成熟種子，呈不規則的卵圓形，或多面形，稍有鈍棱，長1～2.5cm，直徑1～2cm。外皮灰棕色或灰褐色，有細紋，較小的一端有明顯的溝紋。種皮厚而堅硬，厚1.5～2mm，內表面光滑，淺黃色或黃棕色，種仁與皮分離，種

仁兩瓣，灰白色，有油性，外被一層紅棕色或暗紫色薄膜。氣微，味淡。

以個大、種仁飽滿、色白、油性足者為佳。

【用法用量】1.5～3g。大風子霜多入丸、散劑；外用大風子適量，研爛搽或燒存性麻油調搽。亦可榨取大風子油搽患處。

【藥理作用】抗菌、抑菌。

 大 蒜

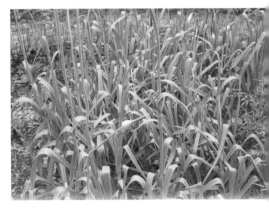

【別名】蒜、蒜頭。

【來源】本品為百合科植物 蒜 *Allium sativum* L. 的鱗莖。夏季葉枯時採挖，除去不定根和泥沙，通風晾曬至外皮乾燥。

【性狀鑒別】本品呈類球形，直徑3～6cm。外表被白色、淡紫色或紫紅色的膜質鱗皮。頂端略尖，中間有殘留花葶，基部有多數鬚根痕。剝去外皮，可見獨頭或6～16個瓣狀小鱗莖，著生於殘留花莖基周圍。鱗莖瓣略呈卵圓形，外皮膜質，先端略尖，一面弓狀隆起，剝去皮膜，白色，肉質。氣特異，味辛辣，具刺激性。

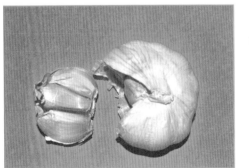

【用法用量】外用適量，搗敷，切片搽或隔蒜灸。內服5～10g，生食或製成糖漿。

【藥理作用】抗病原微生物、抗腫瘤、保護心腦血管、抗氧化、增強免疫、影響代謝。

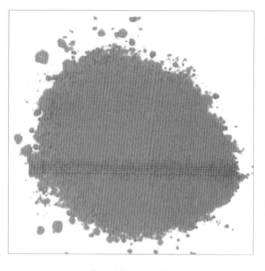

升 藥

【別名】紅粉。

【來源】本品為紅氧化汞（HgO）。

【性狀鑑別】本品為橙紅色片狀或粉狀結晶，片狀的一面光滑略具光澤，另一面較粗糙。粉末橙色。質硬，性脆；遇光顏色逐漸變深。氣微。

【用法用量】外用適量。本品只供外用，不能內服。且不用純品，而多配煅石膏外用。用時，研極細粉末，乾摻或調敷，或以藥撚沾藥粉使用。

【藥理作用】抗菌、防腐止癢、促進傷口癒合。

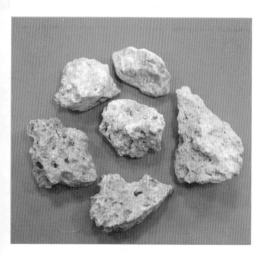

爐 甘 石

【別名】甘石、浮水甘石。

【來源】本品為碳酸鹽類礦物方解石族菱鋅礦，主含碳酸鋅（ZnCO₃）。採挖後，洗淨，曬乾，除去雜石。

【性狀鑑別】本品為塊狀集合體，呈不規則的塊狀，灰白色或淡紅色。表麵粉性，無光澤，凹凸不平，多孔，似蜂窩狀。體輕，易碎。氣微，味微澀。

【用法用量】外用適量，研末撒布或調敷；水飛點眼、吹

喉。一般不內服。

【藥理作用】抑菌、收斂、保護作用。

硼 砂

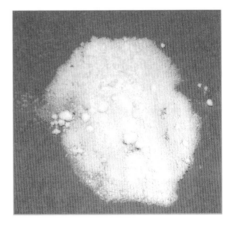

【別名】大朋砂、蓬砂、鵬砂、月石、盆砂。

【來源】為礦物硼砂經精製而成的結晶。

【性狀鑒別】由菱形、柱形或粒狀結晶組成的不整齊塊狀，大小不一，無色透明或白色半透明，有玻璃樣光澤。日久則風化成白色粉末，不透明，微有脂肪樣光澤。體輕，質脆易碎。氣無，味鹹苦。以無色透明潔淨的結晶為佳。可溶於冷水，易溶於熱水中，溶液顯鹼性。燃之易熔融，初則體積膨大酥鬆如絮狀，繼則熔化成透明的玻璃球狀。

【性味歸經】甘鹹，涼。入肺、胃經。

【功能主治】清熱消痰，解毒防腐。治咽喉腫痛，口舌生瘡，目赤翳障，骨哽，噎膈，咳嗽痰稠。

【用法用量】外用適量，研極細末乾撒或調敷患處；或化水含漱。內服，1.5～3g，入丸、散用。

【藥理作用】抗菌、抗驚厥、抗癲癇、降低氟毒性。

【有效驗方】①口腔炎：瓜子金45g，冰片5g，硼砂5g。研細末，撒布患處。②治咽喉腫痛：硼砂、白梅各等分。搗丸，噙化。③治癬：銅綠、硼砂、白礬各等分。研勻，香油調擦。④治慢性氣管炎：硼砂、南星、白芥子各等量。研細末服。⑤解毒食，並治惡瘡疔毒：硼砂120g，研細，真菜油500g，瓶內浸之。遇有毒者，服油一小盞。⑥治舌腫脹：硼砂為末，用薄片生薑蘸藥揩舌腫處。

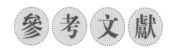

參 考 文 獻

[1]國家藥典委員會. 中華人民共和國藥典：一部[M]. 北京：中國醫藥科技出版社，2010.

[2]肖培根. 新編中藥志[M]. 北京：化學工業出版社，2002.

[3]南京中醫藥大學. 中藥大辭典[M]. 上海：上海科學技術出版社，1986.

[4]祁公任，陳濤. 現代實用臨床中藥學[M]. 北京：化學工業出版社，2010.

[5]田代華. 實用中藥辭典[M]. 北京：人民衛生出版社，2002.

[6]康廷國. 中藥鑒定學[M]. 北京：中國中醫藥出版社，2012.

國家圖書館出版品預行編目資料

中草藥辨識圖譜與應用／謝明　翟延君　主編
——初版，——臺北市，大展，2016〔民105.07〕
面；21公分 ——（中醫保健站；73）
ISBN　978－986－346－123－4（平裝附影音光碟）
1.中草藥
414.3　　　　　　　　　　　　　105007901

中草藥辨識圖譜與應用（附 VCD）

主　　編／謝　明　翟延君
責任編輯／壽亞荷
發 行 人／蔡森明
出 版 者／大展出版社有限公司
社　　址／台北市北投區（石牌）致遠一路2段12巷1號
電　　話／（02）28236031・28236033・28233123
傳　　眞／（02）28272069
郵政劃撥／01669551
網　　址／www.dah-jaan.com.tw
E - mail／service@dah-jaan.com.tw
登 記 證／局版臺業字第2171號
承 印 者／凌祥彩色印刷有限公司
裝　　訂／眾友企業公司
排 版 者／弘益電腦排版有限公司
授 權 者／遼寧科學技術出版社
初版1刷／2016年（民105年）7月

售 價／500元

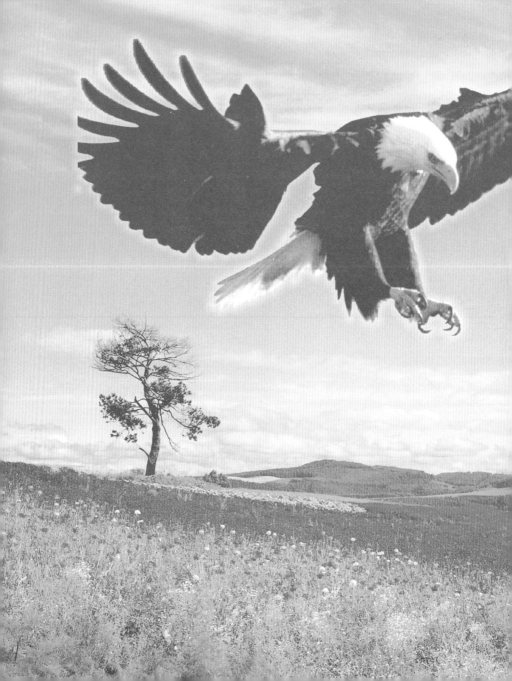

大展好書　好書大展

品嘗好書　冠群可期